最強の医療戦略セミナー SERIES ①

変革をめざす病院の経営フォーラム編

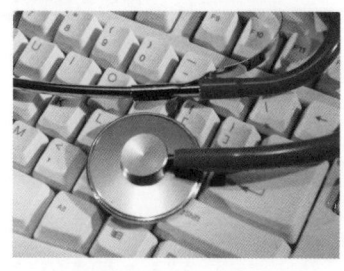

最強の医療戦略セミナー SERIES①
発刊にあたって

　低出生率のため人口減少が始まったわが国の医療界は、きたるべき超高齢化社会での医療費高騰を抑制するために厚生労働省が進める大幅な医療制度改革、一般国民・マスコミが要求する診療レベルの向上の強い声に応えるために大きな変革を迫られている。

　特定機能病院に試行されているDPC制度は在院期間を著明に短縮させ、国立大学病院の独立法人化は経営観点からの病院運営へと変化させ、そして新卒後研修制度の導入によって大学医局による人事支配制度の崩壊が始まり、いまや医療界に大変動が始まったといえる。

　このような状況で、すべての病院は組織の構造改革と医療者の意識変革を進めて院内の診療体制を大きく改めなければ病院は生き残れないといえる。すなわち、絶対に医療ミスを起こさない安全な医療を目指し、受診から診断・入院・手術・退院のあらゆる時点での迅速な診療、患者が自己管理・自己選択できる情報の公開と診療内容の透明性、縦割りの医療構造を排除し、チーム医療で進める協調性のある医療などが21世紀の診療の必須ポイントとして各病院に求められているといえる。

　このように医療を取り巻く環境が急速に変化する中、もはやすべての医療従事者にとって病院経営の諸問題は避けて通ることのできない重要な課題となってきた。質の高い医療を提供し、安全に効率のよい診療を行うことで高い社会的評価を受け、そして患者に選ばれる病院となることが、病院が存続できる条件となっている。そしてこのような努力を行っている病院こそ、安定した経営ができるような社会的基盤の確立も強く望まれる。

　病院が患者に選ばれる時代になった今、臨床でのさらなる医療の質的向上への取り組みはもちろん、病院経営への戦略的な取り組みが重要であるが、決して行政、公的機関や病院経営層だけが取り組むものではない。医療の最前線で活躍する多くの臨床医、看護師、技師、薬剤師、栄養士、管理部門職員、さらに医療関係企業や金融機関など、すべての関

係者が病院経営に積極的に参画することが求められている。

　このような背景から、2004年4月に「変革をめざす病院の経営フォーラム」を設立し、病院経営をはじめ、ヘルスケアマネジメントの諸問題に、①学究的に、②実践的に、③国際的な視座をもって取り組んできた。そして、その強い意気込みを表すために「最強の医療戦略セミナー」と名づけて、2004年5月に第1回セミナーを開催してから、ジョンソン・エンド・ジョンソン社およびアステラス製薬と合同企画で、これまで4回にわたり講演・討論の機会を定期的にもつことができた。第1回は2004年5月13日に東京・京王プラザホテルで、第2回は2004年9月9日に東京ドームホテルで開催され（それぞれのプログラムはP.170・171に別記）、急速に参加者が増えるようになってきた。

　これまでも病院経営に関するセミナーは多く開催されているが、本セミナーは臨床現場で活躍されている方々が、実際に現在直面している問題点を本音で語り合い、お互いに悩みを紹介しながら、そのなかで解決法を探ることを主旨としてきたことが、多職種にわたる医療者の参加意欲を増す原因になってきたと考えている。

　このたびインターメディカ社の赤土正幸社長のご好意で第3回と第4回の本セミナーの講演抄録集を出版するはこびとなった。各医療者自身がご自分の病院の臨床現場で進めておられる組織の構造改革・医療者の意識改革の一助にしていただくことができればとの気持ちから本書を上梓させていただいた。ここで改めてジョンソン・エンド・ジョンソン社、アステラス製薬およびインターメディカ社の赤土正幸社長、小沢ひとみ氏に御礼を述べさせていただく。

平成18年1月　　変革をめざす病院の経営フォーラム
発起人　**小西 敏郎**

最強の医療戦略セミナー SERIES①
CONTENTS

発刊にあたって……………………………………………小西敏郎　2

変革をめざす病院の経営フォーラム世話人一覧………………………6

Part 1
今、電子カルテで成功するには

はじめに………………………………………………………山口俊晴　8

電子カルテで医療が変わる…………………………………小西敏郎　10

病院経営からみた電子カルテのメリット・デメリット………岡 裕爾　20

大学病院における電子カルテ導入の問題点………………小山信彌　32

COMMENT……………………………………鳶巣賢一・落合慈之　48

Part 2
病院機能評価を考える

はじめに……………………………………………………武藤徹一郎　52

Ver.5.0を受けるにあたって──Ver.5.0による試行調査体験談…神田進司　54

病院機能評価の現況と今後について………………………大道 久　72

Part1/Part2 総括発言………………………………………櫻井健司　92

Part 3
中井美穂さんと語る──今、病院に変わってほしい
······中井美穂・下村裕見子・小西敏郎　100

Part 4
医療訴訟から学ぶ病院経営

はじめに···	小林誠一郎	126
患者さんからみた医事訴訟·················	森谷和馬	128
病院からみた医事訴訟···························	西内　岳	138
医療経営と医療安全·······························	古川俊治	148
Part3/Part4 総括発言·····························	出月康夫	162
第1回　最強の医療戦略セミナー　プログラム·························		170
第2回　最強の医療戦略セミナー　プログラム·························		171

変革をめざす病院の経営フォーラム世話人一覧

小西　敏郎	NTT東日本関東病院副院長
武藤　正樹	独立行政法人国立病院機構長野病院副院長
長谷川敏彦	国立保健医療科学院政策科学部長
田中　信孝	総合病院国保旭中央病院副院長
ビアレック・ドナルド	ハーバード大学公衆衛生大学院医療政策・マネジメント部門Professor
木村　泰三	富士宮市立病院院長
高田　竹人	函館五稜郭病院院長
佐々木　巖	東北大学大学院生体調節外科教授
濃沼　信夫	東北大学大学院医学系研究科社会医学講座医療管理学分野教授
野村　一俊	国立病院機構熊本医療センター整形外科部長
永井　良三	東京大学医学部附属病院院長
小林誠一郎	岩手医科大学附属病院副院長・形成外科教授
鳶巣　賢一	静岡県立静岡がんセンター院長
坂本　すが	NTT東日本関東病院看護部長
笹子三津留	国立がんセンター中央病院第一領域外来部長
久保田哲朗	慶應義塾大学医学部包括先進医療センター長・教授
山形　基夫	駿河台日本大学病院外科学講座外科3部門講師
山口　俊晴	癌研有明病院消化器センター長・外科部長
高梨　智弘	日本総合研究所理事(公認会計士)
美原　融	三井物産戦略研究所室長
中林　梓	梓診療報酬研究所所長
野村　泰史	NTTデータ経営研究所コーポレート・マネジメント・コンサルティング本部チーフコンサルタント
高橋　良和	グローバル・インベストメント・アドバイザーズ(株)
小野崎耕平	ハーバード大学公衆衛生大学院医療政策・マネジメント部門
加藤　尚子	国際医療福祉大学医療経営管理学科専任講師

※事務局

奈良　智之	NTT東日本関東病院外科医長

今、電子カルテで成功するには

第3回最強の医療戦略セミナー

(2005年2月17日)

はじめに……………………………………………………山口俊晴
電子カルテで医療が変わる………………………………小西敏郎
病院経営からみた電子カルテのメリット・デメリット……岡　裕爾
大学病院における電子カルテ導入の問題点………………小山信彌

Part 1 今、電子カルテで成功するには

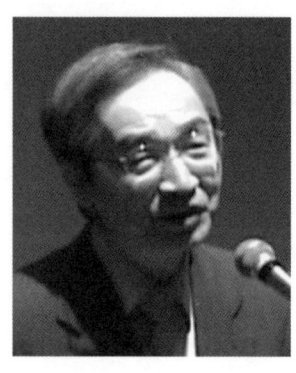

● はじめに
電子カルテは医療改革のキーワード

山口俊晴
癌研有明病院
消化器センター消化器外科部長

　第3回の最強の医療戦略セミナーでは電子カルテと、病院機能評価を取り上げました。電子カルテと病院機能評価はこれからの医療改革を考えるうえで、いずれももっとも重要なキーワードとなるものと考えたからです。私の所属する癌研病院は本セミナーが開催された2005年2月直後の3月に、大塚から有明に新病院を建設して移転しました。ここでは電子カルテが導入されました。また2006年には病院機能評価受審を控えており、個人的にもこの二つは最重要課題です。

　この電子カルテの部では、NTT東日本関東病院副院長の小西敏郎先生、日立製作所日立総合病院院長の岡裕爾先生、東邦大学医療センター大森病院病院長の小山信彌先生にご講演をいただきました。小西先生は2000年にNTT、岡先生は2001年に日立、小山先生は2003年にIBMのシステムをそれぞれ導入した経験により、少しずつ違った観点からお話をいただきました。いずれも最新鋭のシステムで、メーカーも異なることからおもしろくご講演を拝聴することができました。

　小西先生は特に電子カルテ導入の意義について、
① 診療情報の共通化、標準化
② 医療業務の簡素化、正確化
③ 情報伝達の効率化
④ 情報共有による患者サービスの向上
⑤ 患者との信頼関係の確立と正確な診療内容の把握

にあるとまとめられました。そして、電子カルテの導入により抗がん剤ミスの減少、クリティカルパスの電子化などが実現したことを示されました。そして、21世紀には電子カルテの導入により、迅速な診断と治療、安全でミスの少ない医療、標準化された治療、チーム医療による集学的治療、患者さんへのインフォームドコンセントの充実などが実現されるであろうと、ばら色の未来を予測していただきました。

● はじめに──電子カルテは医療改革のキーワード

　岡先生は電子カルテ導入の効果を経済的観点からも解析し、きわめて興味あるご講演をいただきました。ご講演では投資と運用コストについても詳細なデータをお示しいただき、これから電子カルテを導入しようとする病院の関係者には貴重なお話だったと思います。また、経営上のメリットは現在のところ数字で示すのは困難だが、経営上のメリットも必ずや出せるようになるだろうとの予測を示されました。そして、最大の問題点は電子カルテが診療報酬制度の中で評価されていないことにあると強調されましたが、的を射たご指摘だと感じました。

　小山先生には、導入に伴うハード面、ソフト面の取り組みをご報告いただきました。小山先生は大学病院における電子カルテ導入という大事業を、いかにパワフルに完遂したかを具体的に話されました。教育病院において電子カルテを導入されようとする方には、たいへん参考になったものと思われます。

　特に放射線画像のデジタル化、検査部の近代化、カルテ（病歴）のあり方の検討から、まず準備を始めたというお話や、最大の抵抗勢力である医師とのやり取りなど、同感できるところが多く、たいへん興味深い内容でした。

　また、小山先生は電子カルテは慣れるとともに評判がよくなることや、プライバシー保護における難しさについても言及されました。そして、ほかのふたりの演者と同様、今後病院のIT化は避けて通れないことを強調されました。

　この講演会の直後の3月から癌研有明病院は開業し、富士通の電子カルテシステムの運用が開始されましたが、時間がたつとともに、今回の3名の先生のお話の内容の正確さと深さに感心するばかりです。

　今回、記録を読み直してみても、これから電子カルテを導入するものにまさに up-to-date な情報が提供されており、実際に役に立つことが無数に含まれていると再認識いたしました。改めて紙面を借りて、ご講演いただいた3名の先生に感謝申し上げます。

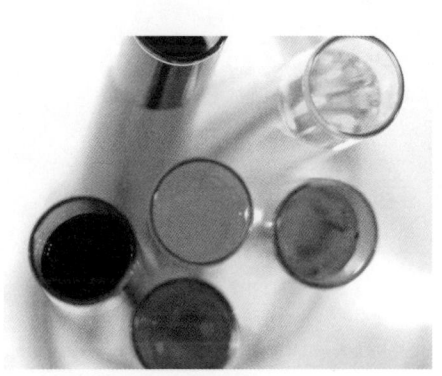

Part 1　今、電子カルテで成功するには

第3回最強の医療戦略セミナー
(2005年2月17日)

電子カルテで医療が変わる

21世紀の診療には、安全性、迅速性、患者の自己選択、フラットな医療構造などが求められる。こうした点に、電子カルテはどのような貢献をするのだろうか？ 果たして患者の信頼は得られるのだろうか？ 「世界に冠たるマルチメディア病院」を目指したNTT東日本関東病院の経験を紹介し、電子カルテのメリット・デメリット、導入のコツまでを具体的に明らかにする。

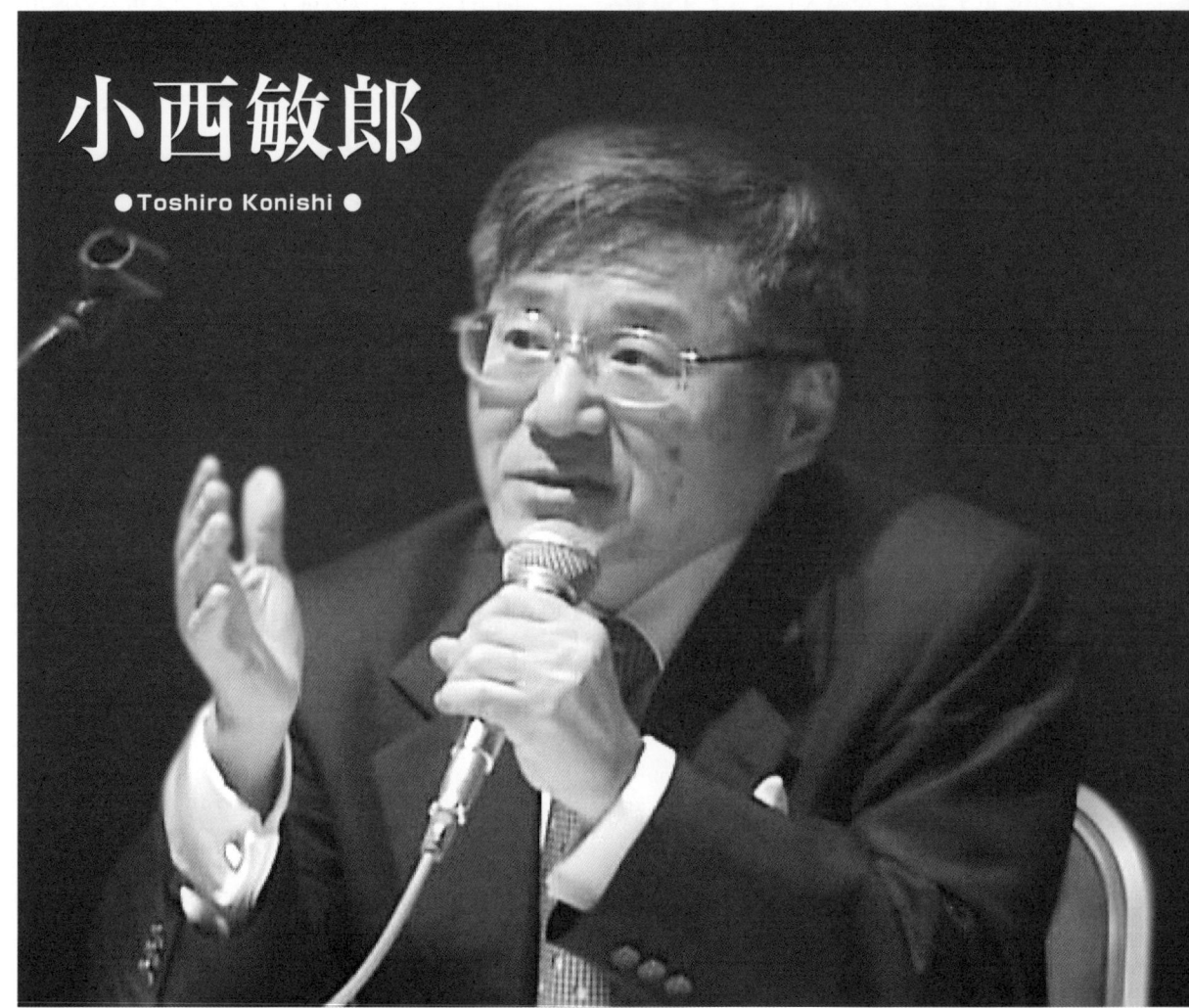

小西敏郎
● Toshiro Konishi ●

NTT東日本関東病院副院長・外科部長
1972年東京大学医学部卒業、東京大学医学部附属病院外科、癌研究会附属病院、都立駒込病院、米国ハーバード大学、上海大学客座教授等を経て、現職。東京医療保健大学教授兼任。

電子カルテは、21世紀の診療に大いに貢献する

21世紀の診療について、外科で手術を行いながら、患者さんをみながら、どういう点がポイントかを私なりに考えてみました。安全性——医療ミスは絶対に許されない。迅速性——できるだけ速く、診療待ち時間も短く、診断をつけるのも速く、そして入院も手術も速く、退院も効率よくということで、迅速性が求められています。また近年は、患者さんの自己選択・主張もはっきりしてきています。いろいろ選んでいただくために、情報もオープンにしなければなりません。そのためにはチーム医療による集学的治療が重要ですし、従来の縦割り組織——科ごとに分離して横のつながりのない組織を排除しなければならないのです。こうした点が21世紀の診療に求められています。そうした意味でElectronic Medical Records（EMR）——電子カルテというのは大いに貢献する、役に立つというのが私の今日の主張です。

図1は2004年12月の朝日新聞に出ていた富士通が公表したデータです。病床数当たりに占める割合として、現場から不満の声がよく聞こえてくる富士通がいちばんシェアが大きい発表ですが、最新のデータとして紹介させていただきます。富士通、NEC、シーエスアイ、などが出ています。今日の岡先生は日立、当院はNTT、小山先生はIBMですので、どちらかというとあまりメインではないベンダーの電子カルテの紹介になりますけれども（笑）。

次に、電子カルテ導入の目的です。おそらく行政が考えていると思われる導入の目的を私なりにまとめますと、

①診療情報の共通化・標準化
②医療業務の簡素化・正確化
③情報伝達の効率化
④情報共有による患者サービスの向上
⑤患者との信頼関係の確立とともに、正確な　　診療内容の把握

ということになります。これらは厚生労働省が電子カルテ導入の目的として強く考えておられると思います。

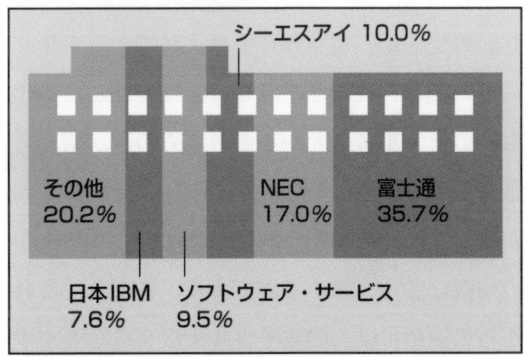

図1・電子カルテの市場シェア

2004年3月時点、導入済み病院の合計病床数73,326に占める割合。富士通まとめ（朝日新聞2004年12月20日版より）

最初は、患者さんからの不満の声が多かった

　我々のNTT東日本関東病院は、2000年12月に新しい病院をオープンするにあたってペーパーレス、フィルムレスの完全なIT化されたシステムで始まり、もう4年が過ぎました。病院には約1,140台の端末があり、X線フィルムもなく、サインが必要な同意書だけ患者の個人ファイルになっているという状況です。診療は、モニターを一緒にみながら患者さんに説明するというスタイルで行っています。

　新しい病院になり、大事なことの一つは、看護師、事務、コメディカル、技師さんなど職員全員がNTTの院内PHSを持っていて（笑）、すぐに連絡をつけることができ、画面で情報を交換できるということです。

　また、最初は電子カルテの操作がどうしてもうまくいかず、私の診察の様子をみながら患者さん自身も「この病院は失敗した」と思ったらしいのですが、電子カルテを入れてから半年ぐらいの間は、我慢しなければなりません。半年もすると、患者さんからもお褒めの声が増えてきました。「電子カルテで自分の病歴がよくわかる」、「医師の説明が納得しやすい」、「日本中の病院にこのシステムが広まるべきだ」、「これからの医療にはこの電子カルテはぜひ必要ですね」などといっていただいています。

電子カルテは、修正はできても改ざんはできない

　電子カルテは実際には、**図2**のような形で記載します。従来のように、本人も読めないような字で書きなぐるカルテ記載とはまったく違い、誰もが読むことができます。かつ、本人も読めない字で書きなぐるメモから、POSでSOAP形式へと変わり、最新の患者情報の共有化ができます。ある意味では「電子カルテで理想的な診療録へ」ということができるかと思います。改ざんはまったく不可能です。すなわち、実際に書き直す修正はできるわけですが（**図3**）、例えば2002年4月28日の5時6分53秒に呼吸器科の呼吸隆一先生が書いたカルテをこのように外科の先生が2002年7月14日12時51分43秒にどこの端末から書き直してこうなった、ということが全部記録に残るわけです。よって、修正はできるが改ざんはできないということで、患者さんに対して信頼度が増すことは事実です。

患者さんが治療法を自分で選択できる

　カンファレンスでは、プロジェクターで映したカルテを皆でみます。手術記事も**図4**のように手描きシェーマを入れ、術中写真も切除標本もすぐデジカメ写真を入力できますので、内

電子カルテで医療が変わる

図2・通常の記載画面

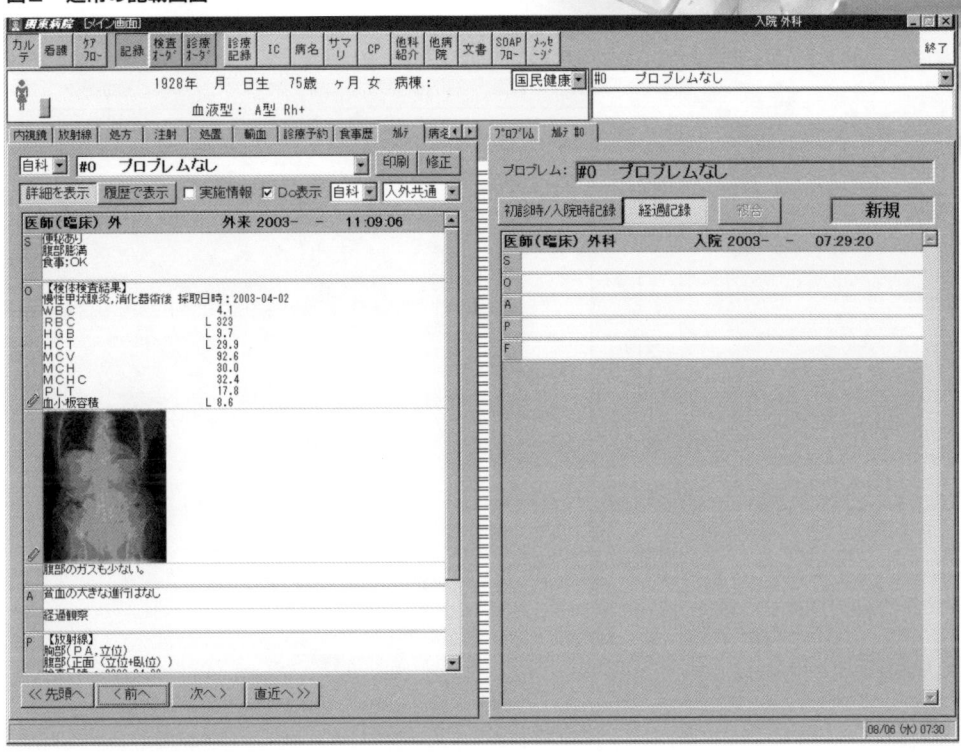

図3・記載の修正画面

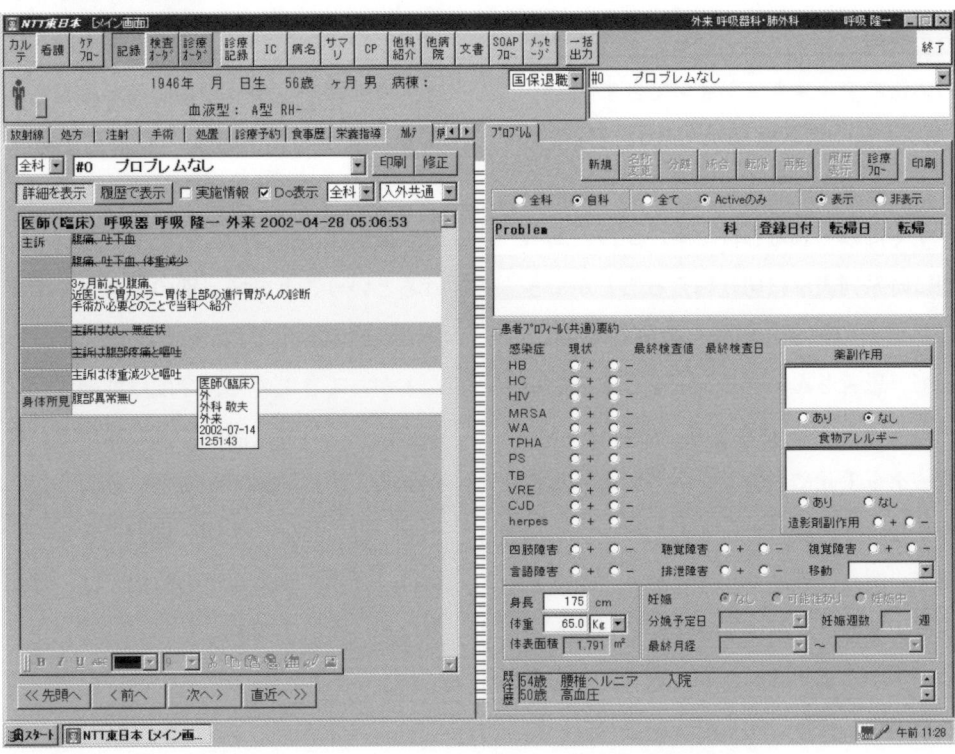

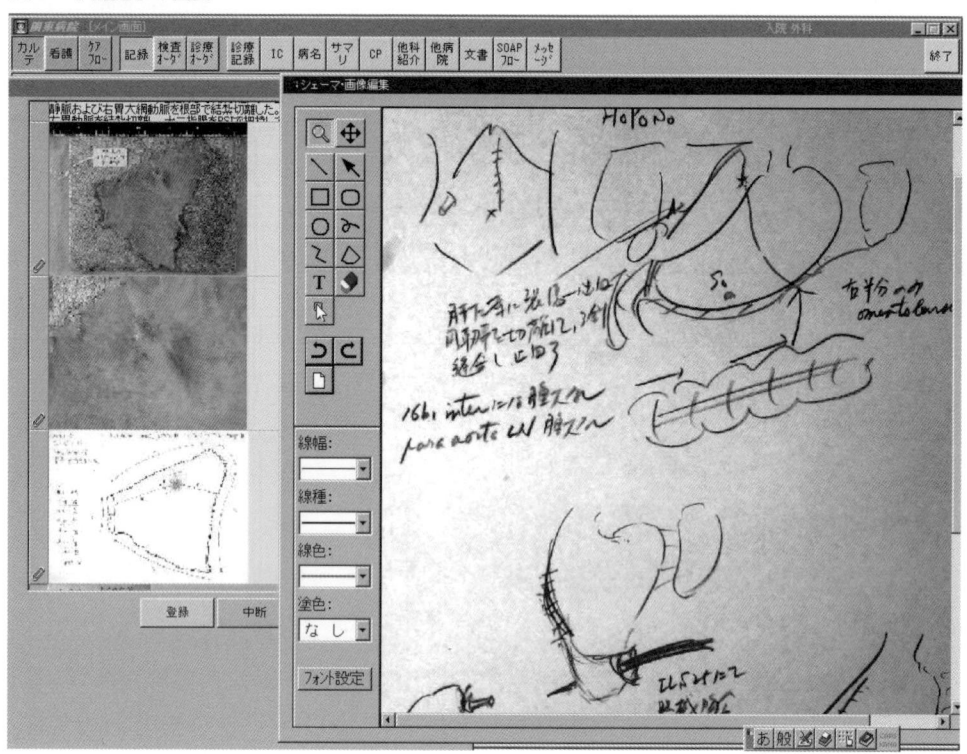

図4・手術記事の画面

科・外科の合同カンファレンスも、より正確かつ最新の情報でディスカッションできます。

　検査データも、採血後30分もすれば端末でみることができます。外来患者さんは採血後の診察で、すぐにみられるわけです。かつ、あっという間に時系列表示に切り替えることができますから、過去の数字と比較しながら説明し、印刷をして、患者さんにプリントアウトした用紙をお渡しすることができます。患者さんは、自分のデータを手元において、いつでもみることができるという利点があります。

　主な数字、例えば腫瘍マーカーをクリックすれば、すぐにグラフとなって現れます**(図5)**。少々時間がかかりますけれども、患者さん自身が、その日のうちに今の化学療法がこれでいいのかという判断ができます。例えば、この方はマーカー値が上がってくるのをみせられて、ご自分でほかの化学療法への変更を希望しました。一度下がりましたが、また上がってきたので、放射線治療での入院をすぐ納得していただけるということです。別の患者さんですが、マーカー値の変化で化学療法を変えて、それでまた上がってきたので、今度は他の大学病院の温熱療法をご自分で調べてきて希望され移っていかれる、その結果下がるというように、電子カルテではご自分で希望し選択できるのです。これは、従来の紙カルテの時代では、なかなかできなかったことです。

図5・腫瘍マーカーのグラフ画面

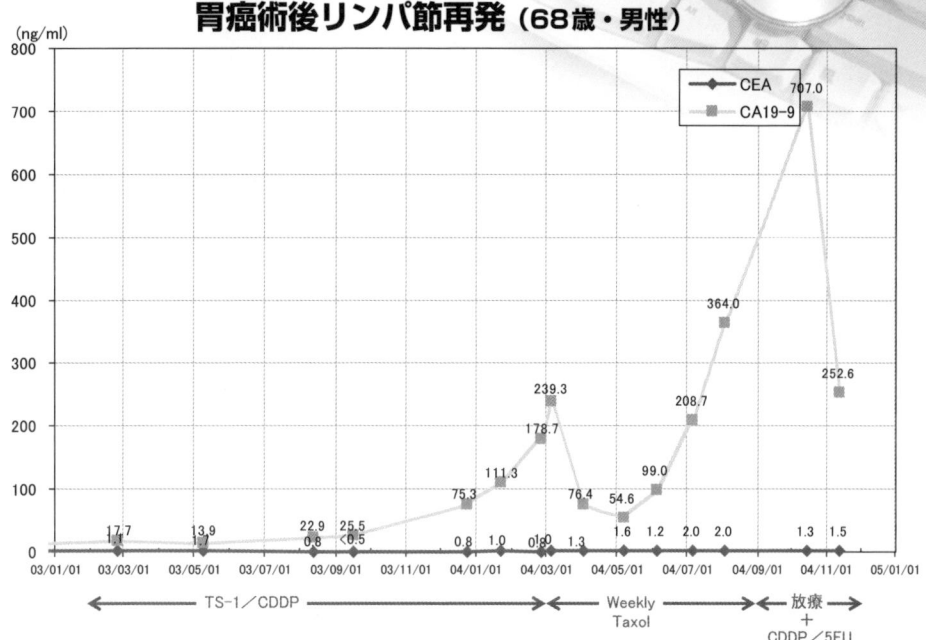

図6・抗がん剤のレジメン・投与期間・投与量の設定画面

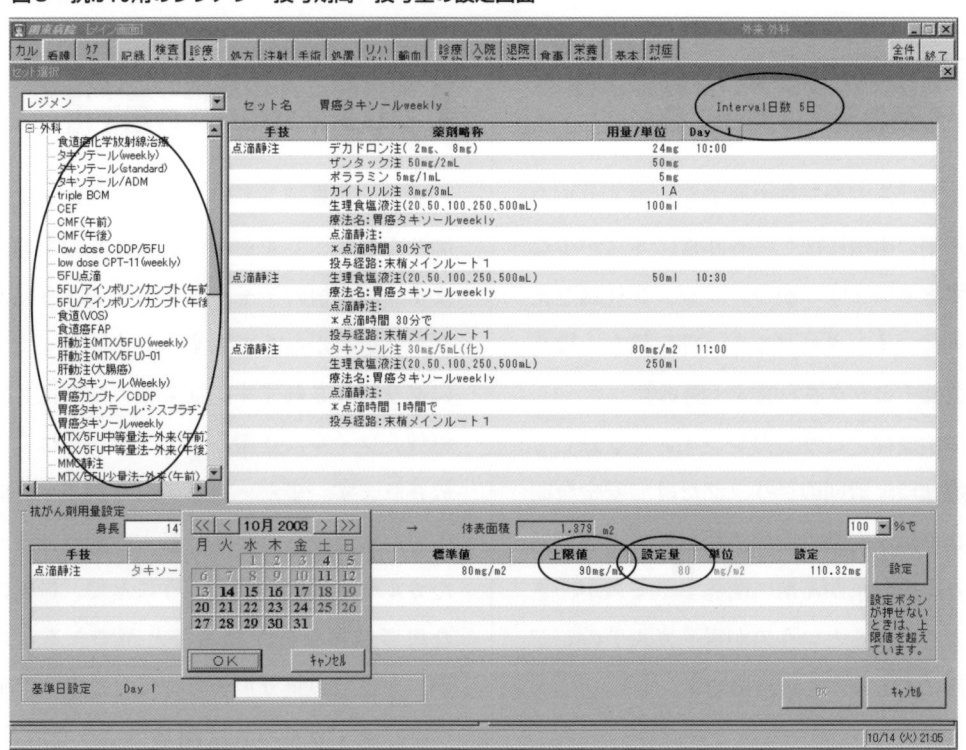

図7・温度板のチャート画面

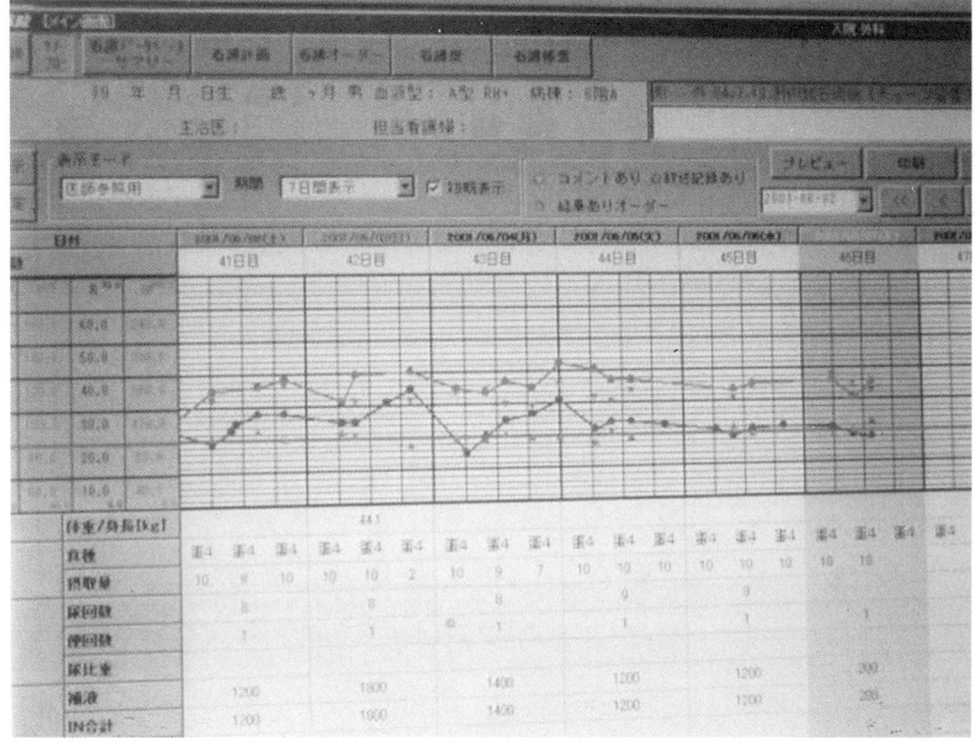

電子カルテのレジメン登録により抗がん剤のミスは激減する

　医療における安全対策の面でも、電子カルテで抗がん剤の治療に関しても非常にミスが少なくなってきています。かつ、レジメン登録さえしてあれば、インターバルも、投与量も、投与間隔も全部チェックされます(**図6**)。

　がんの治療は、こうしたレジメンで登録してある治療法に、数回のクリックだけで安全な間違いのない抗がん剤の治療情報が瞬時に薬剤部に伝わります。抗がん剤に関係するミスが、きわめて少なくなるというのが電子カルテのレジメン登録による抗がん剤治療です。

看護師さんの業務の効率化やクリティカルパスの電子化

　次に、看護師さんの業務についてです。看護師さんもすべてキーボード操作での業務になります。温度板のチャートも**図7**のように、特にグラフを書かなくてもすべてオートマティックにグラフ化されます。従来のカルテ探し、伝票整理、フィルム運搬などの業務からは完全に解放されます。また、電話の取り次ぎ・医師探しの労力は軽減されます。最大の利点は誰が書いたカルテも判読可能ということで、最新の詳細な患者情報を皆が知ることができるという点が、今までの紙カルテの時代とは違います。

　クリティカルパスは**図8**のような形式です。

図8・クリティカルパスの画面

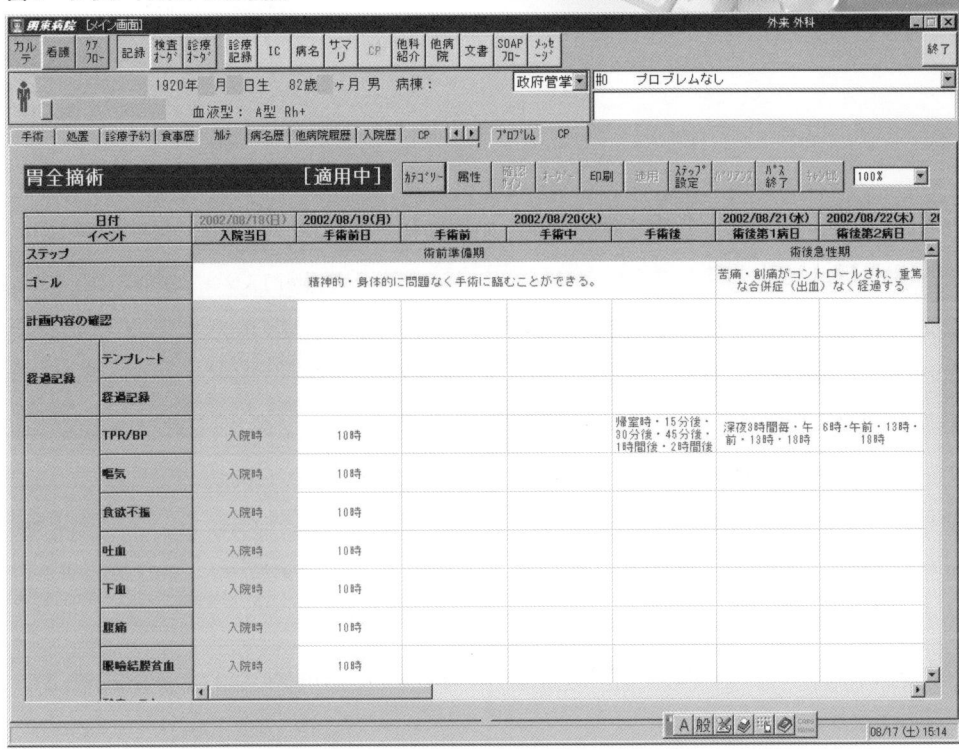

これは、まだまだ操作性などいろいろ改善すべき点はあるかと思います。電子カルテにクリティカルパスをどうやって取り込むかということが、今いろいろと行われています。当院では例えば、手術のために入院してから退院するまでの19日間の指示を、10数分でもれなく、新しいレジデントによっても入力することができます。

患者さんアンケートでも電子カルテは好評

国立保健医療科学院の先生が行った当院についてのアンケートによれば、患者さんからは、紙カルテの時代と比較して外来滞在の時間が短くなった、といっていただいています(図9)。

図9・電子カルテについての患者様の声(1)

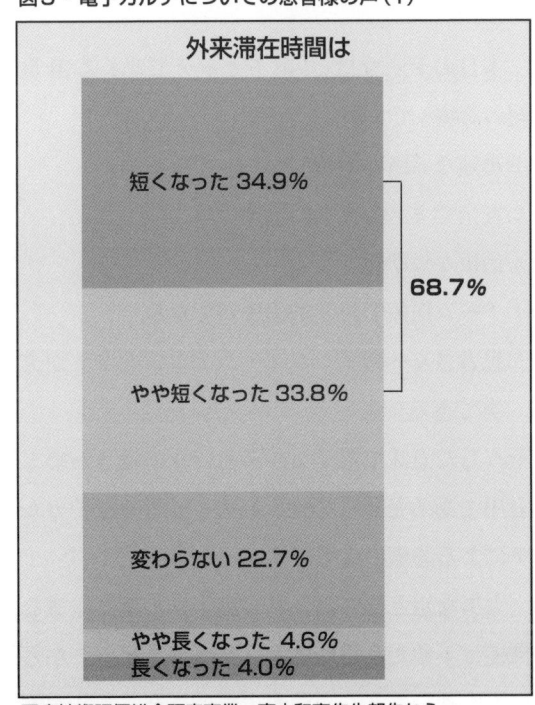

医療技術評価総合研究事業　高本和彦先生報告から

また、いろいろなモニターばかりみて診察が不十分になるのではないか、コミュニケーションが悪くなるのではないか、と危惧されるような方は少ないのです(図10)。他院でも同様の情報システム(電子カルテシステム)を受けたいという方が、約65％です(図11)。内容によってはお金(負担)をある程度出してもいいから、電子カルテシステムで診療を受けたいといっておられる方が半数近くおられる(図12)ということは、病院にとって非常に大きなメリットではないでしょうか。

電子カルテをうまく導入するコツとは？

本日のテーマは、「電子カルテで変わる21世紀の診療」ですが、
①迅速な診断と治療
②安全でミスの少ない治療
③治療が標準化できる
④チーム医療で集学的治療ができる
⑤患者さんへのインフォームドコンセントが充実できる
そうした意味で電子カルテというのはきわめて有用であると思うのが、私の4年間の電子カルテによる診療の成果です。

大事な点としては、私は電子カルテに複雑な機能は不要だと思います。まずはスピードがとにかく速いこと、故障が少ないこと、これが電

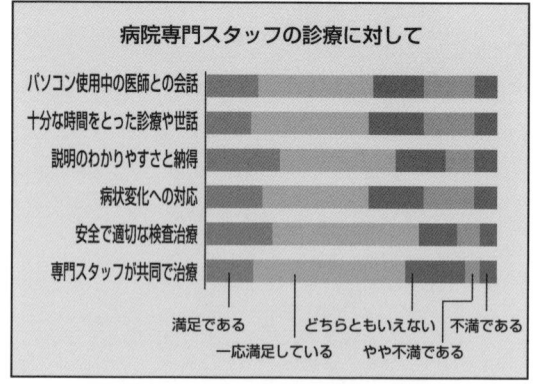

図10・電子カルテについての患者様の声(2)

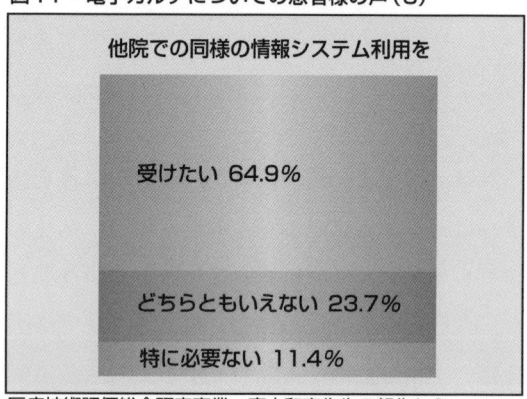

図11・電子カルテについての患者様の声(3)

医療技術評価総合研究事業　高本和彦先生の報告から

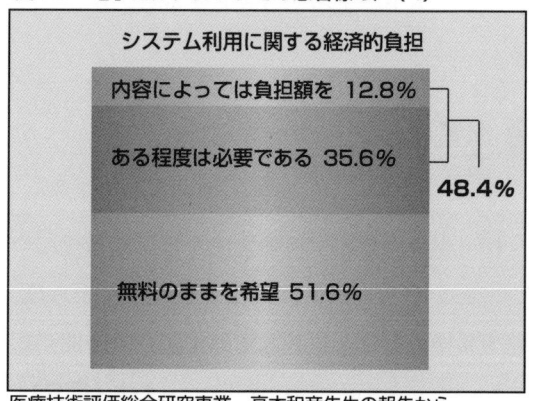

図12・電子カルテについての患者様の声(4)

医療技術評価総合研究事業　高本和彦先生の報告から

子カルテをうまく導入するいちばん重要なポイントです。複雑な機能、統計的な機能など、医者はできるだけいろいろな機能を入れたい、というような要求をなるべく入れないことです。それから、定期的な仕様改定も非常に重要なことだと思います。また、電子カルテは決して高齢者の首切り道具ではありませんので、私のようなベテランにも使いやすいように温かく配慮することが大切です。

　これで、私の電子カルテで医療が変わるというお話を終わらせていただきます。ありがとうございました。

Part 1 今、電子カルテで成功するには

第3回最強の医療戦略セミナー
(2005年2月17日)

病院経営からみた電子カルテのメリット・デメリット

電子カルテは、リスク軽減、情報共有など診療の質に関わるメリットが非常に大きい。しかし、経営上から考えると、どれだけの経済的負担が必要なのだろうか？ 実際にシステムは収入を生まないものであり、経済的な負担など山積みしている課題を明らかにする。

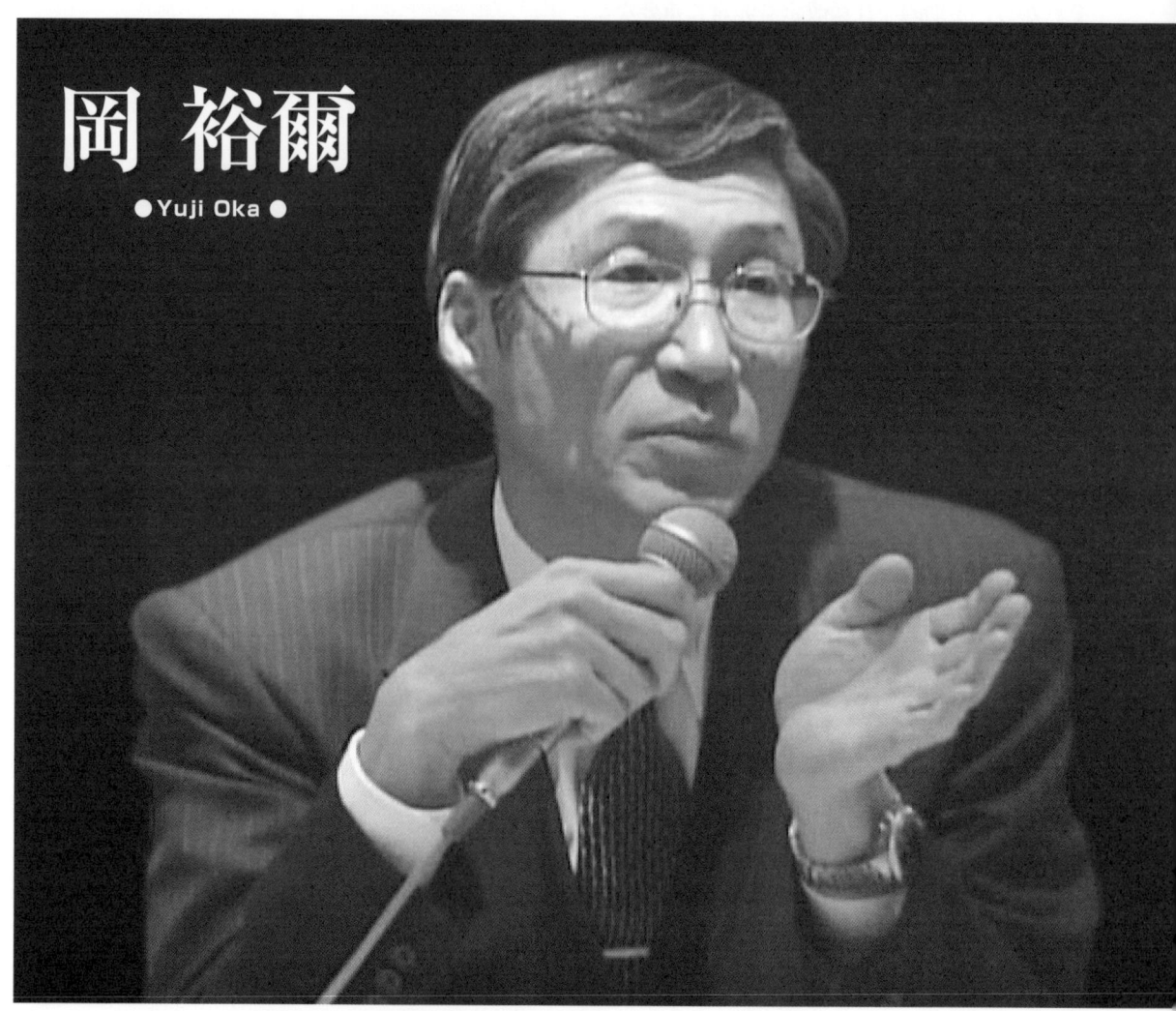

岡 裕爾
● Yuji Oka ●

㈱日立製作所日立総合病院院長
1972年東京大学医学部卒業、東京大学医学部第一内科入局。国立がんセンター、米国のバンダービルト大学留学等を経て、㈱日立製作所日立総合病院に勤務。1997年から現職。

地域医療の中核として急性期医療を担う日立総合病院

日立総合病院は、まだ電子カルテ導入の途上であり、その中での経験をお話しします。当院の所在地、茨城県日立市は人口約20万人、医療圏で30万人、設立から67年の病院（設立：昭和13年1月）です。茨城県北部地域の中核病院として急性期医療を担当しています。

病床は563床、感染4床を入れて567床です。診療科は精神科と小児外科はありませんが、18科です。職員数は828人、うち看護師は457人です。

当院では、世界で初めての直線加速器によるPET（Linac-PET）を導入しました。また、小西先生は医療用のPHSについて話されましたが、当院ではPHSと携帯併用電話で院外へも医師を全部追いかけます（笑）。何はともあれ、いろいろな部門の情報システムが動いています。

お金の話をしますと、平均在院日数が12日台であり、平均入院単価が1日当たり5万円台です。外来は院外処方であり、外来単価は8千円台です。外来数は1日1,700人ぐらいで、入院病床数に比べてやや多い状況です。病床利用率が約79％、病床回転率が約2.5です。

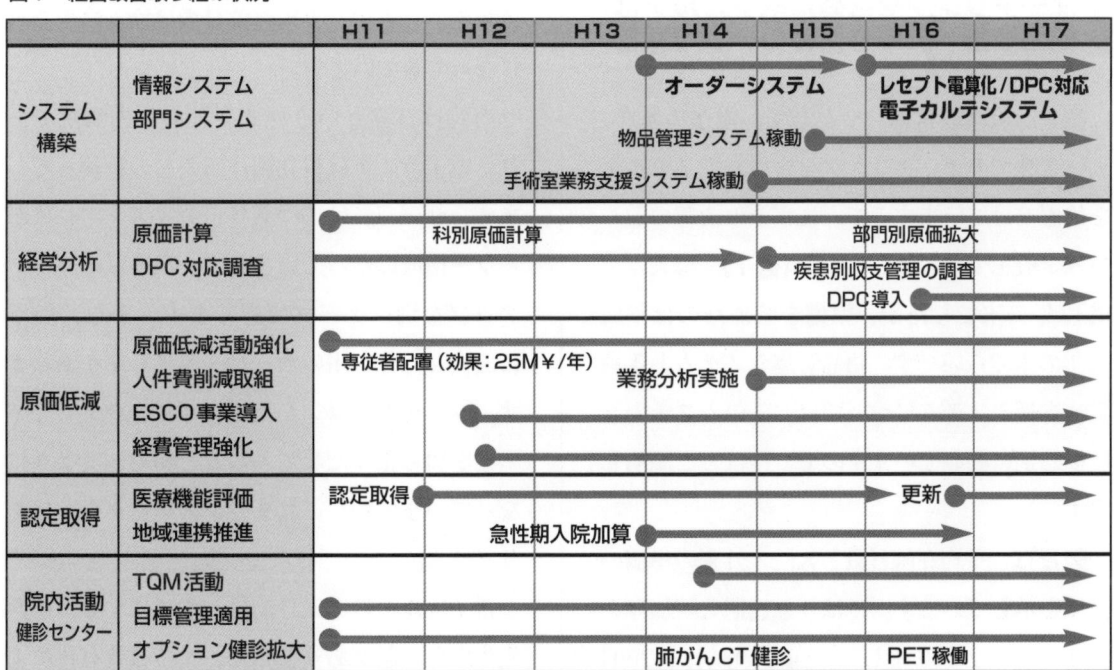

図1・経営改善取り組み状況

図2・平均在院日数と日当点の推移

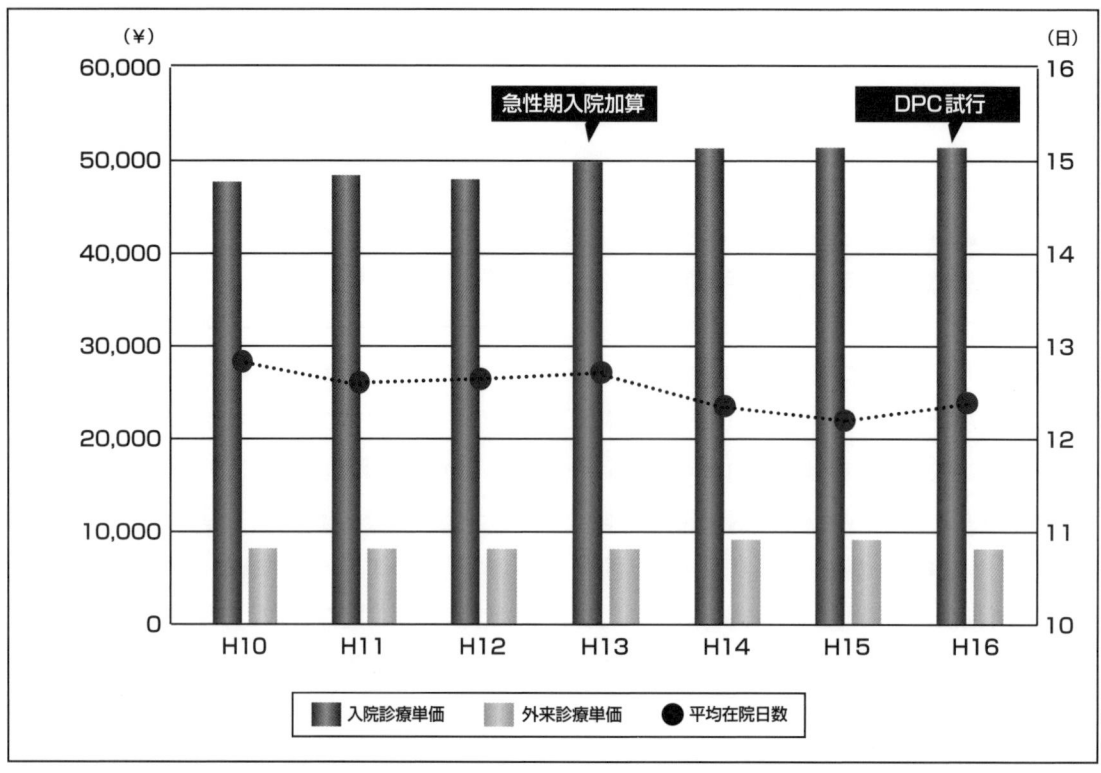

オーダリングを含めた電子カルテは経営改善への取り組みの一つである

　我々は経営改善の一つとして、電子カルテ、広い意味でのオーダリングを含めた電子カルテを位置づけていますので、まずその改善の取り組み全般を少々お話しします(**図1**)。導入は平成13年の末でしたが、準備を始めたのは平成12年の末ぐらいです。物品管理システムと手術業務支援システムについては、このシステムとは少し別に動いていますので、後ほどご説明します。

　図2は、平均在院日数と入院・外来の単価の推移を示しています。やはり急性期入院加算をとってから上がりまして、DPCの試行を2004年7月から行っていますが、収入のアップはある程度あります。平均在院日数は徐々に少なめになってきています。

　当院は日立という株式会社の社内病院であり、電子カルテは日立製作所のものを使っています。サーバーは二つあり、ディスクアレイがミラー構成になっていまして、大容量のバックアップを別にテープで持ちます。また、PDFに変換した保存用のサーバーとアレイがあります。システムダウンした場合には、ウェブでデータを引っ張りだしてみることができるようになっていますが、これまでシステムダウンはありません。

　電子カルテの導入目的は、すでに十分、小西先生からお話がありました。①情報共有化によ

病院経営からみた電子カルテのメリット・デメリット

図3・情報共有化による効率向上（1）

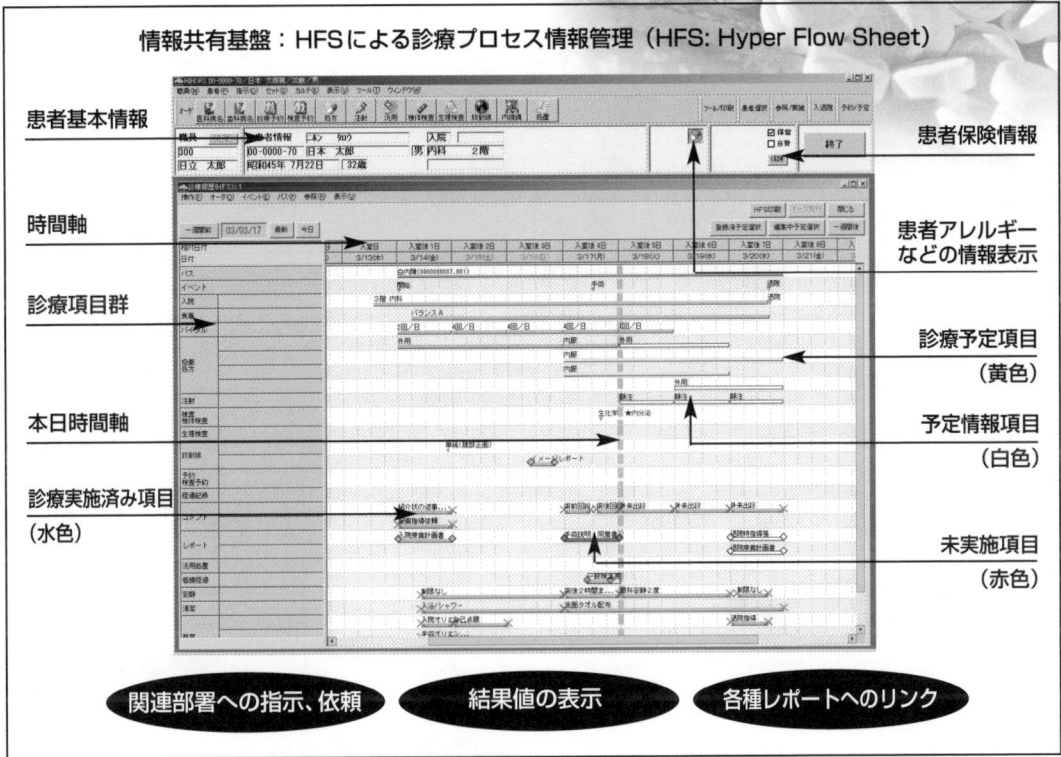

る効率向上、②情報標準化による診療支援、③情報一元化による二次活用ということだと思います。このような目標のもとで、1番目の情報共有化に関しては精度向上と迅速化、コミュニケーション向上という点について少々解説します。

Hyper Flow Sheetによる情報の共有化と標準化

日立システムの特徴は**図3**のようにHyper Flow Sheet（ハイパーフローシート）という、いわゆるクリニカルパスが載っているしかけです。これをクリックして指示を出します。また最終的な結果を表示することができ、レポート機能にもすぐ飛んでいくことができます。いわゆる診療記録については、実際に**図4**のようなテンプレートを用いたり、シェーマを使ったり、シェーマに書き込みをして、それを入れ込むというような形になっています。

2番目の情報標準化による診療支援については、パス連動、かつ患者認証ということをつなげています。パスには登録ファイルがあり、現在352件がこの中に入っています。患者さんが入院しこれを選ぶと、Hyper Flow Sheetに載ってきます。これで「検査」のところをクリックするとオーダーが発行されます。これで、オーダー発行も当然診療記録に記載され、あとは所見などを入力していくという流れになります。

結局、クリニカルパスを適用しオーダーを発行して、経過記録記入というところが一連の動

図4・情報共有化による効率向上（2）

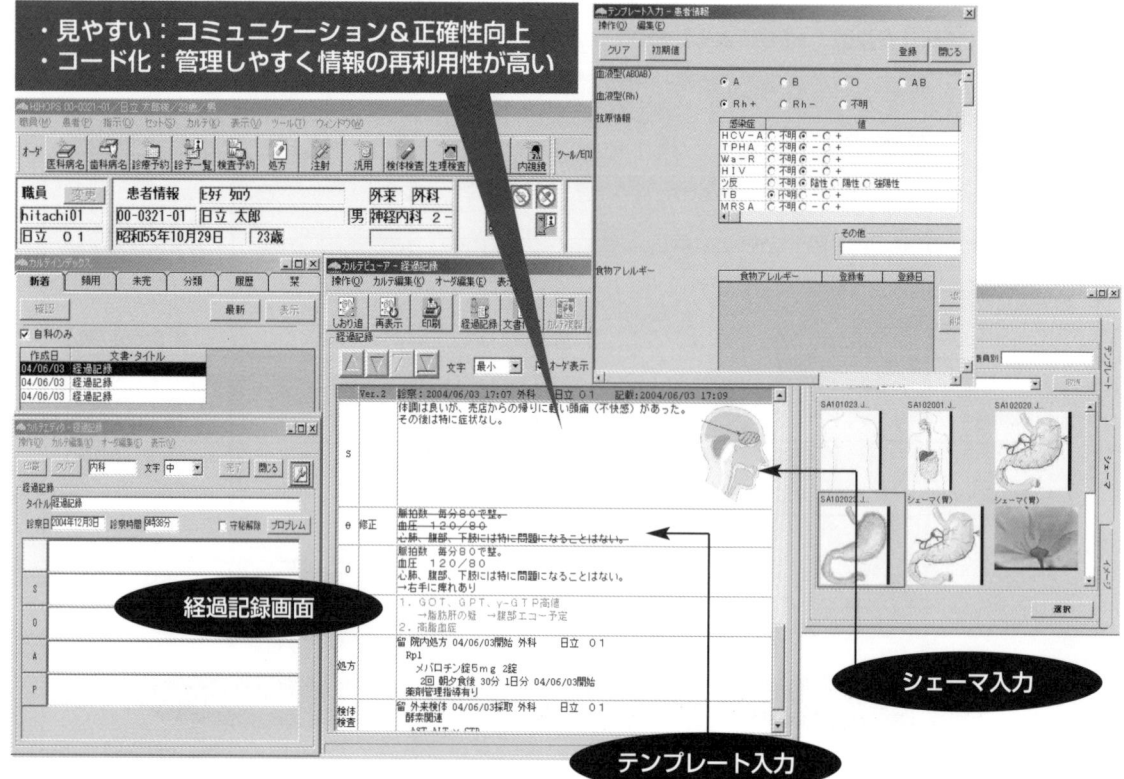

作で迅速かつ正確に、すっと流れることになります。そうした点でスピードは相当上がりましたし、標準化、診療の質の向上、業務効率の向上、情報精度の向上もできたと思います。パスと経過記録は、転記がほとんど不要です。

薬剤投与のリスク軽減や患者認証の誤認軽減が可能となった

点滴オーダーを出した場合、薬剤名の間違いがないように、**図5**のような警告画面が出ます。また、必須病名チェックによる注意喚起として、類似薬品が存在する場合には別の警告画面が一緒に出てきます。また、身長・体重を必ず入力することで、抗がん剤などの投与量を体表面積で計算して、**図6**のように注意喚起の画面が出

るようになっています。

電子カルテの導入により、このようにリスク軽減がずいぶん図られました。ほかに、携帯端末（PDA）とリストバンドを利用した患者認証があります。入院患者の注射・輸液・輸血の認証と実施記録、手術室への入室時の認証を、バーコードリーダーを用いて実施しています。誤認の軽減ということになるでしょう。

最後の情報一元化による二次活用については、サマリーを書いたりレポート類へ展開することまではできています（**図7**）。しかし、経営管理（原価計算・統計など）への活用、臨床指標への展開ということは、残念ながらまだできていない段階です。

そのサマリーの基本情報は自動的にオートコ

図5・情報標準化による診療支援（1）

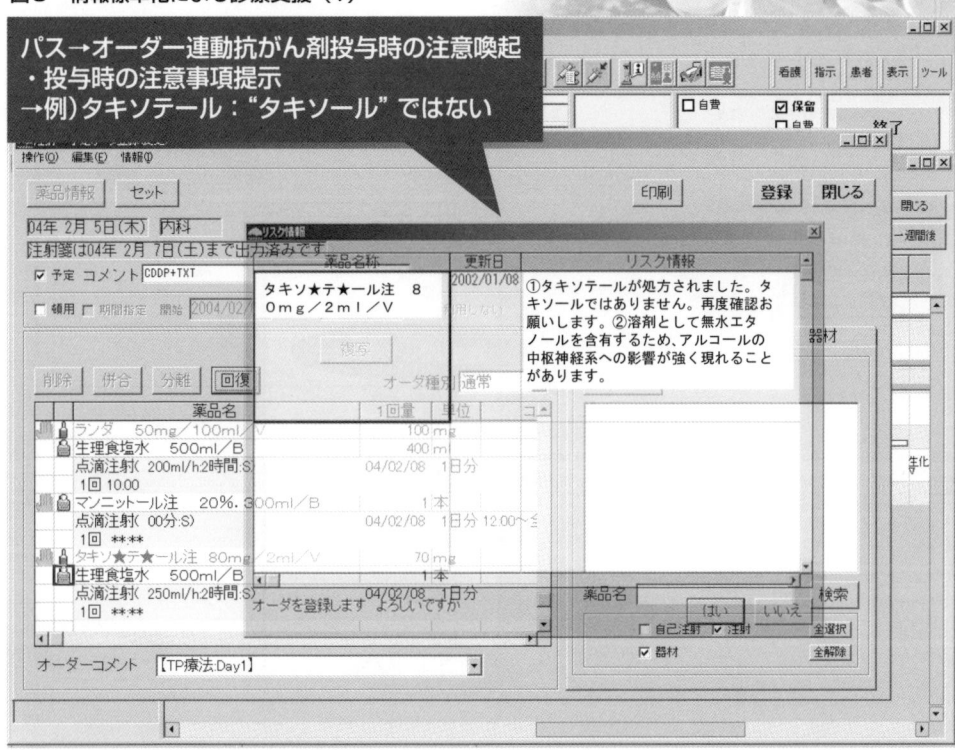

図6・情報標準化による診療支援（2）

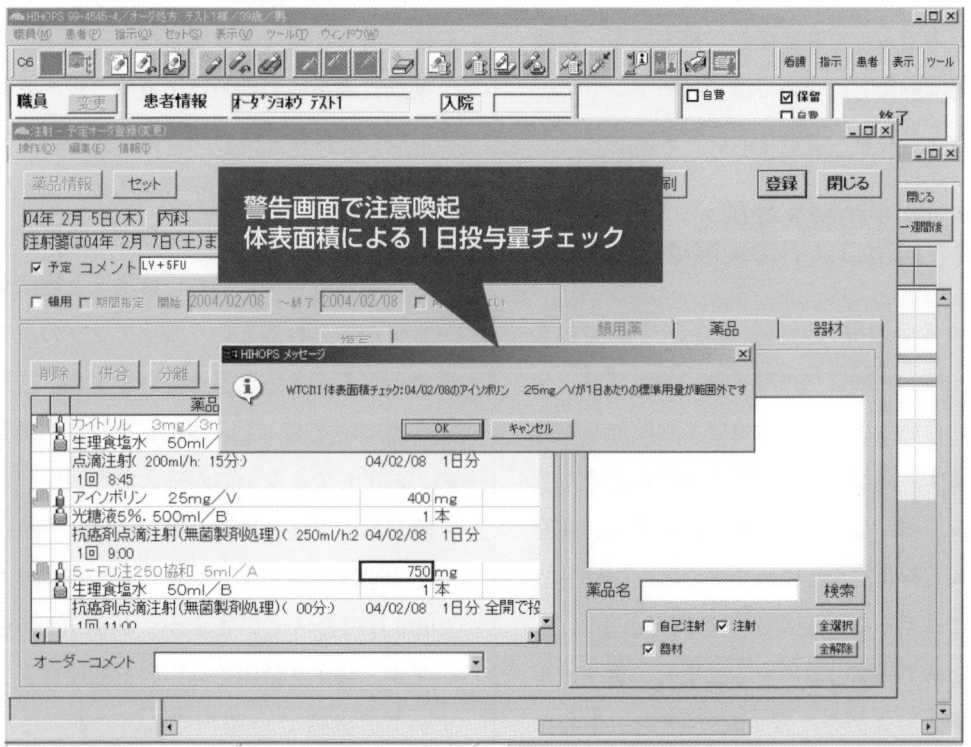

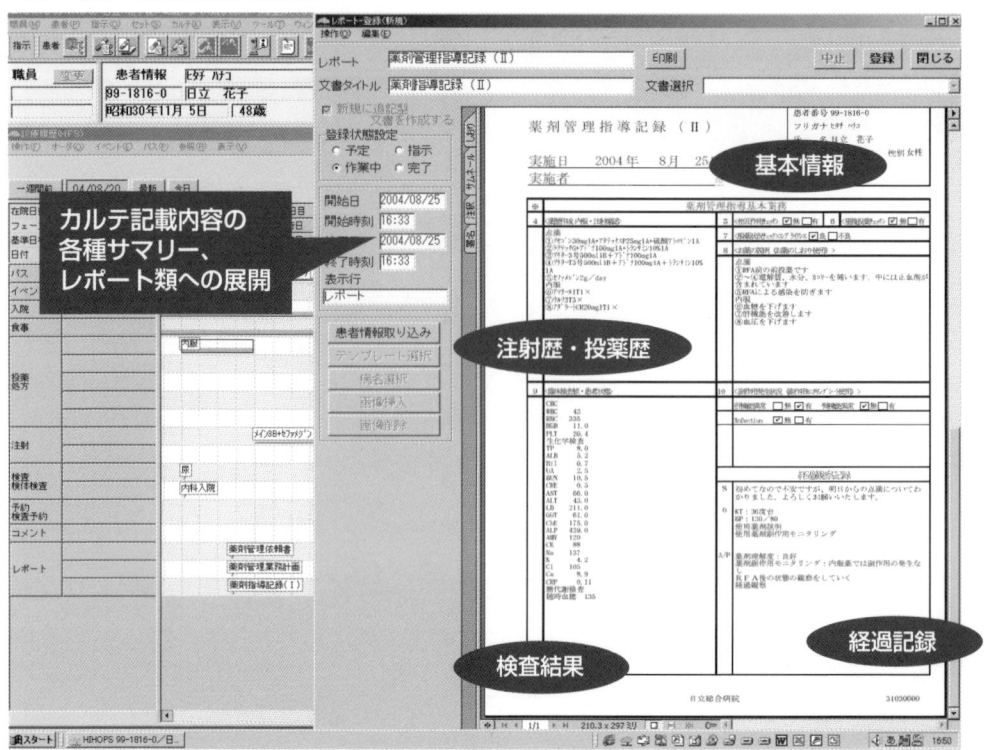

図7・情報一元化による二次活用

ンプリートで入ってきますが、検査結果、投薬歴、経過記録などについてはコピーアンドペーストで書き進める、という内容です。

電子カルテの導入効果と投資・運用コストの実際は？

電子カルテの導入効果とコストを説明します。例えば、薬剤管理指導業務については、全体的にいろいろな業務を分けて業務時間を集計しています。図8の左側のグラフは電子カルテ導入前、右側が電子カルテ導入後であり、病歴聴取の入力時間は非常に減りました。全体的に、導入後でスピードアップが相当図られました。全部まとめて時間の累積をみますと、電子カルテ導入前と導入後を比較すれば48％、半分の時間で済むようになりました。

薬剤管理指導の件数は、電子カルテ導入前でおおむね900件ぐらいが、導入完了後までには1,600件ぐらいまで上がりました。このほか、伝票削減で月々200万円ぐらいの効果が出ています。時間の短縮、あるいは場所を選ばず電子カルテがみられるという効率アップの点で効果はたいへん大きいと思っていますが、まだデータが出ていませんし、測定もなかなか難しいため、お示しできないのが残念です。

図9はコスト・投資の累計です。平成13年の3億円弱から始まり、平成15年で補助金を1億8,000万円とっていますが、4億円弱かかっています。毎年2億円ぐらいの追加投資をしてきていて、累積で11億円ぐらいです。これから

図8・薬務局における導入効果

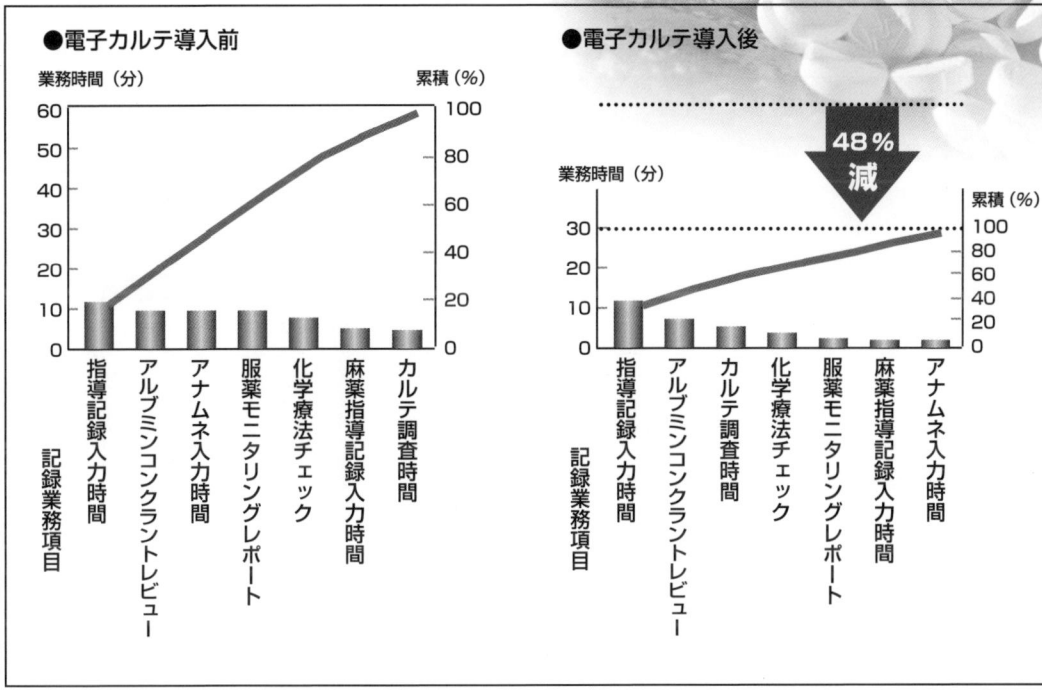

図9・電子カルテシステム投資状況

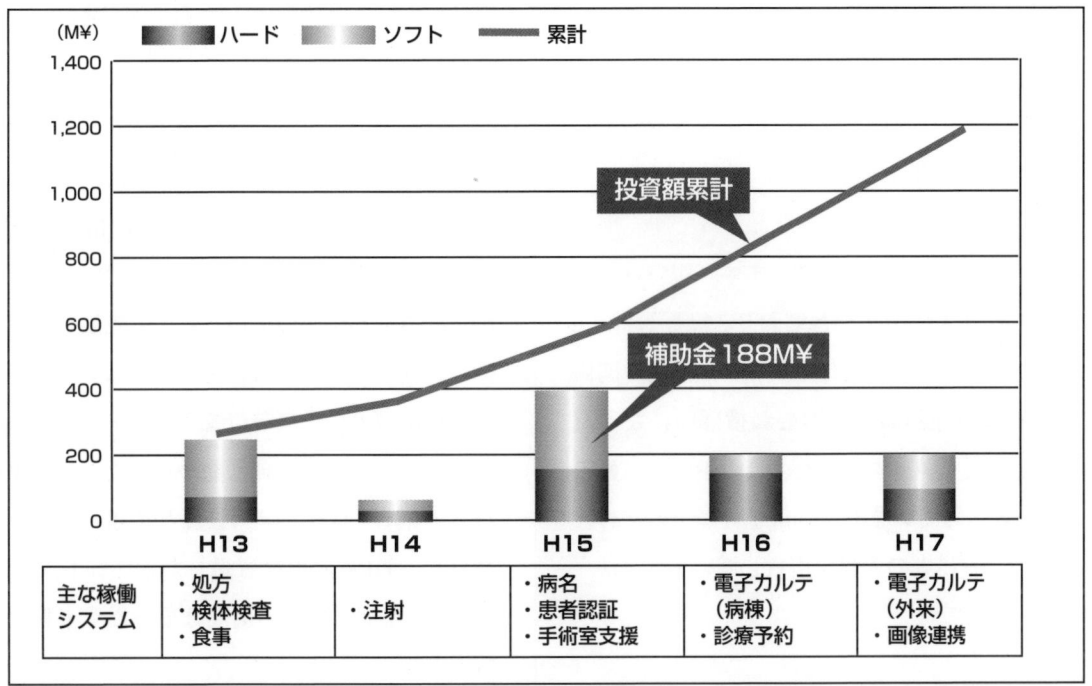

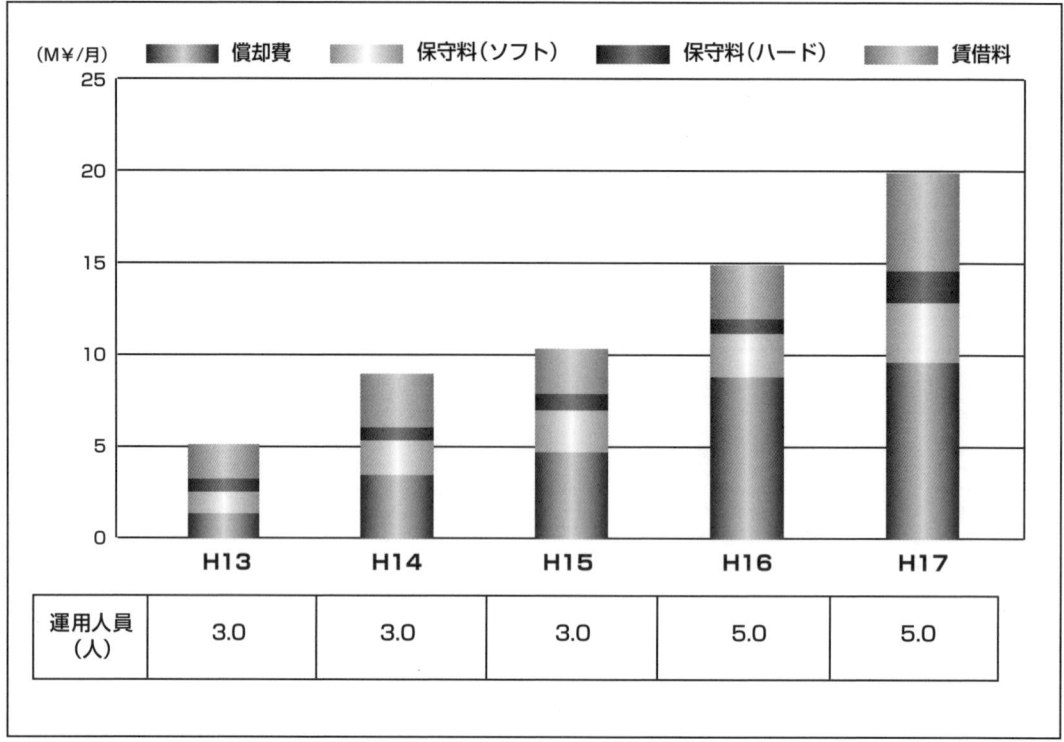

図10・電子カルテシステム運用コスト

もデータ量が増えるとディスクを必要とする、あるいはバージョンアップなどで、投資はどうしてもまだ増えていくでしょう。

運用コストについては**図10**にグラフで示しています。内容は償却費、保守料（ハードアンドソフト）、賃借料といったところです。平成13年から月当たりになっています。現時点、どうしても徐々に増えてきており、毎月約2,000万円です。これは、償却やレンタル期間の関係で、平成18年以降もおおむね横ばいになるだろうと考えています。ただ、この中には人員のコストが入っていません。電子カルテのためには、3人から5人の人員を用意しています。

未接続の部門システムと連携しいっそうの充実を目指す

未接続のいろいろな部門システムがありますが（物品管理、手術支援、画像検査、生理検査など、画像やレポート類も含めた情報連携）、今後これらを連携することを考えています。また、診療行為情報の活用として、先述の臨床指標への展開、あるいは経営支援システムへの原価情報反映という機能にまでシステムを拡張していきたいのです。経営面からみたクリニカルパスの精査（バリアンス管理と情報のフィードバック、DPC連携を意識したシミュレーション）や、地域医療への展開はまったく未着手の状況です。

図11・物品管理システムとの連携（1）

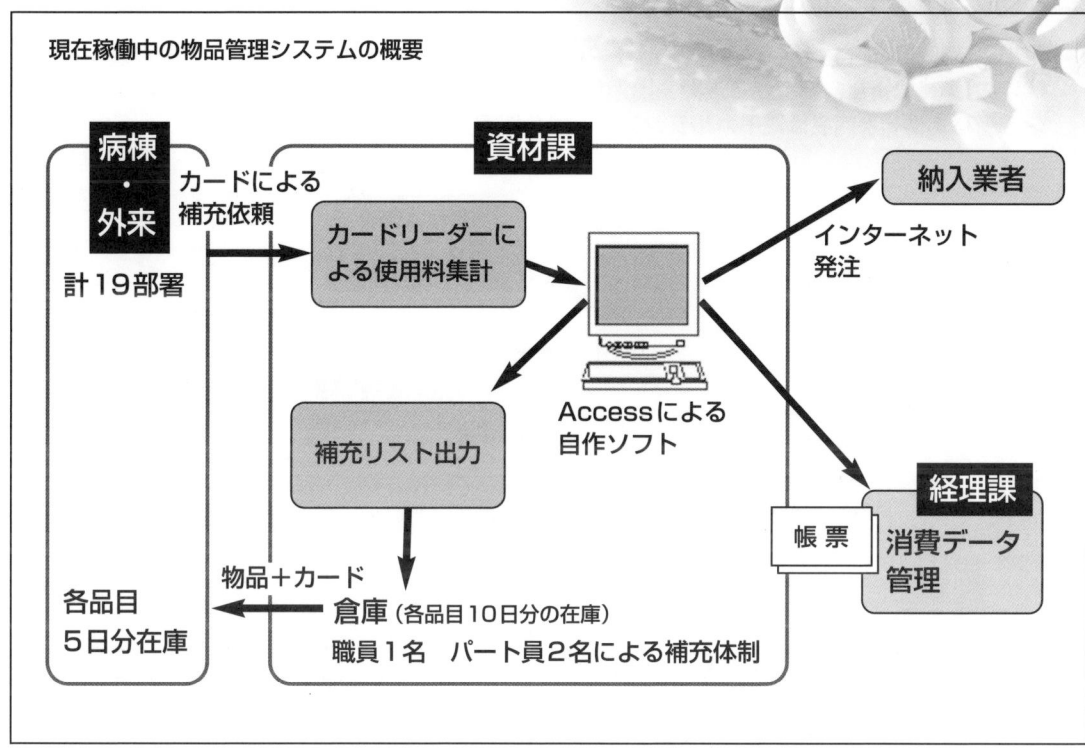

図12・物品管理システムとの連携（2）

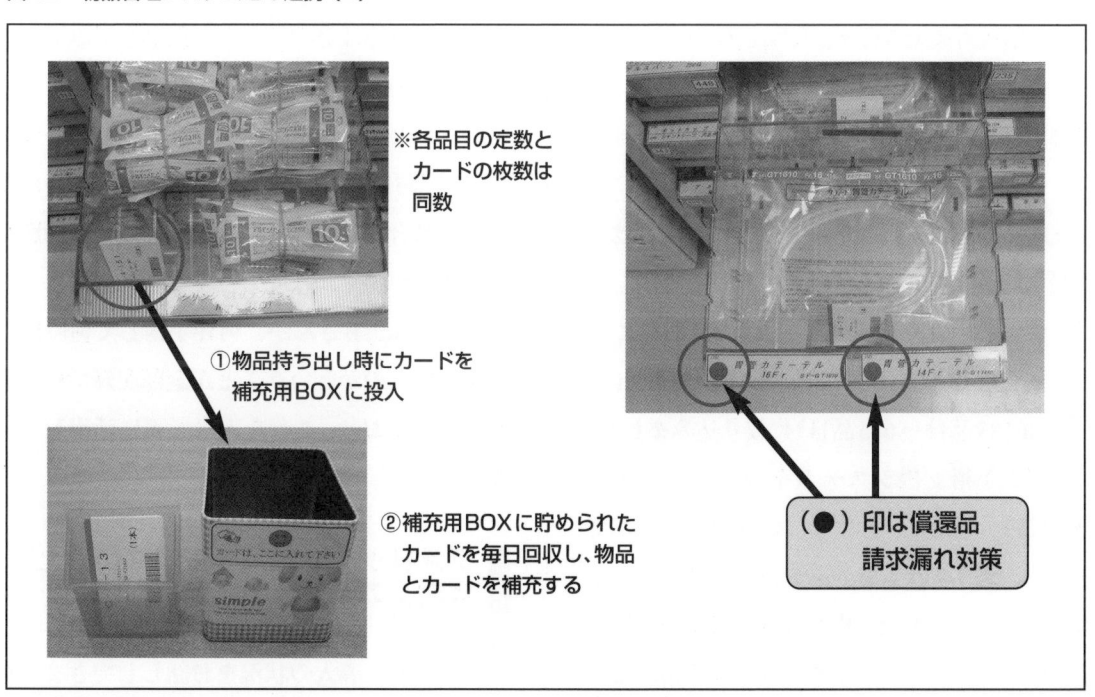

図13・手術支援システムとの連携（1）

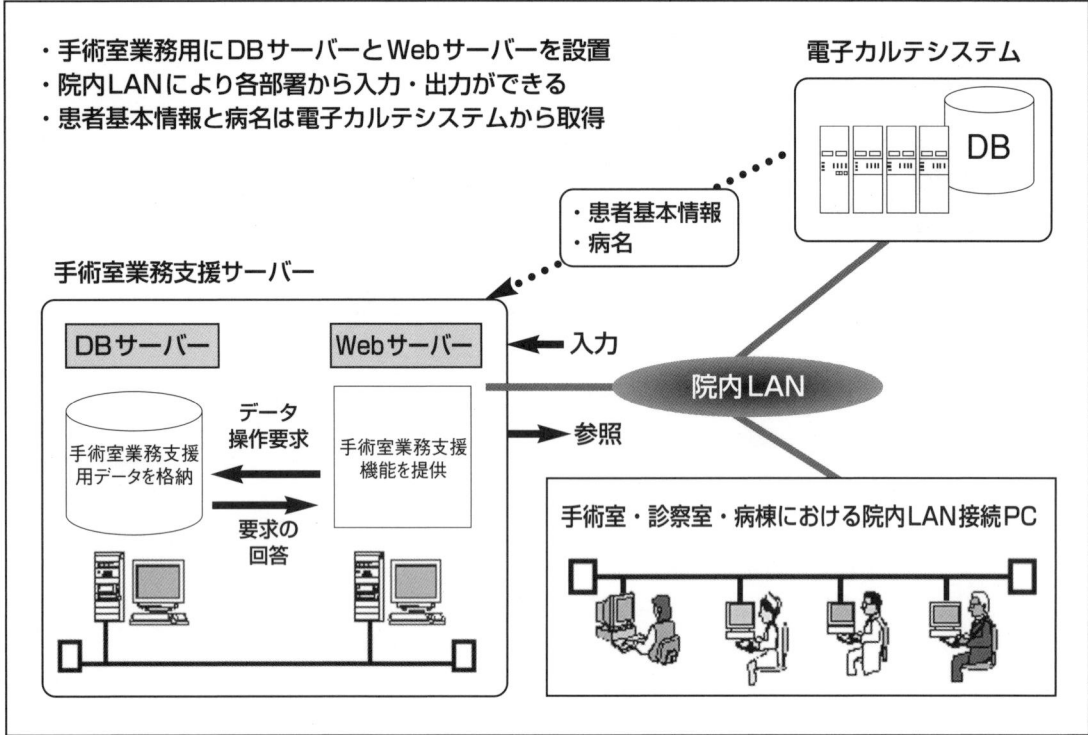

物品管理について**図11**に示します。これは別システムです。カードによって管理しており、在庫は病棟外来で5日分、倉庫で10日分。まだ多いのですが、このような管理をしています。資材課でカードを読み込み、発注、あるいは消費データをとっています。**図12**は具体的に定数在庫の棚、引き出しを示しており、図右は請求漏れ対策として印を付けていることを示しています。このような連携で、以前は1月分ぐらいあった在庫を5日分にし、品目も5分の1ぐらい（3,135品目→635品目）に絞り込みました。

また、手術支援システムをつくっています**(図13)**。手術室、診察室、病棟でも入力ができます。**図14**の手術予定予約画面には手術室が並んでおり、上段の横軸は時間ですが、棒で手術の予定が入っています。予定外手術あるいは緊急手術の場合でも、空きがどこにあるかということがすぐにわかり、オーダーできます。

我々経営陣はそのデータを集計してみています**(図15)**。手術室が並んでおり、何時間使っているかという在室時間は点線で示していますが、7時間使っているなら、よしよし、などといった具合かと思っています。また、医師別などの統計がすぐに作成できます。例えば、ドクターAさん、Bさんが、何件手術して何時間手術室にいたのかということが全部記録で残るようになっており、これを人事考課に活用しています。

デメリットは収入を生まないこと。経営上のメリットはこれから

電子カルテ導入の状況をお話ししてきました

図14・手術支援システムとの連携（2）

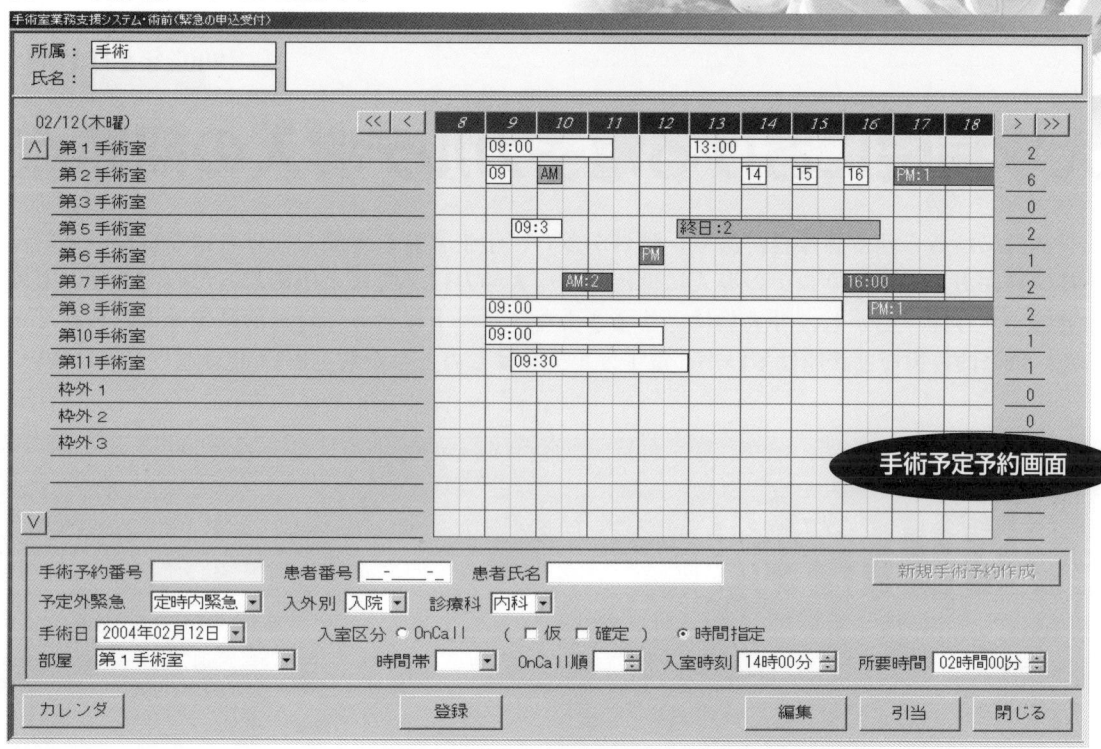

が、やはりデメリットは保険点数がない、システムが収入を生まない、今後も安全性やバージョンアップのためどうしても投資は増えるということです。集客効果は、導入しても全然ありませんでした。電子カルテ導入のメリットは、これまでお話ししましたが、経営・お金という意味ではまだわずかしかみえていません。やはりリスク軽減、情報共有などの質に絡む面で、たいへん意義が大きいと考えています。今後、発生源入力したものを上手にデータベースサーバーに落とし、蓄積した情報を汎用ツールを使って加工し、さまざまな業務に活用していこうという段階であり、実際のメリット、経営上のメリットも今後は出せるものと考えています。

図15・手術支援システムとの連携（3）

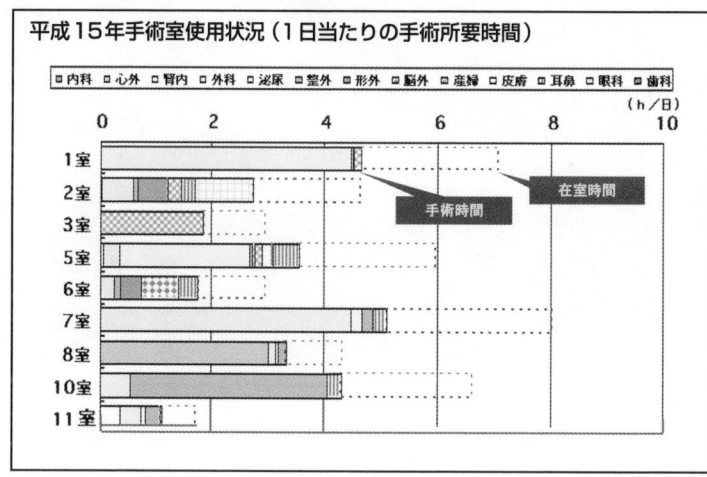

Part 1　今、電子カルテで成功するには

第3回最強の医療戦略セミナー
(2005年2月17日)

大学病院における電子カルテ導入の問題点

大学病院にはあらゆる診療科があり、職員が多い、学生教育も考慮しなければならないといった特殊性がある。電子カルテの導入に抵抗した一大勢力は、なんと医師だったのであり、困難の連続であった。しかし、導入後は、さまざまなメリットによって好意的に受け入れられていった。経済的負担など課題は多いが、電子カルテをはじめとした病院のIT化は避けて通れない。

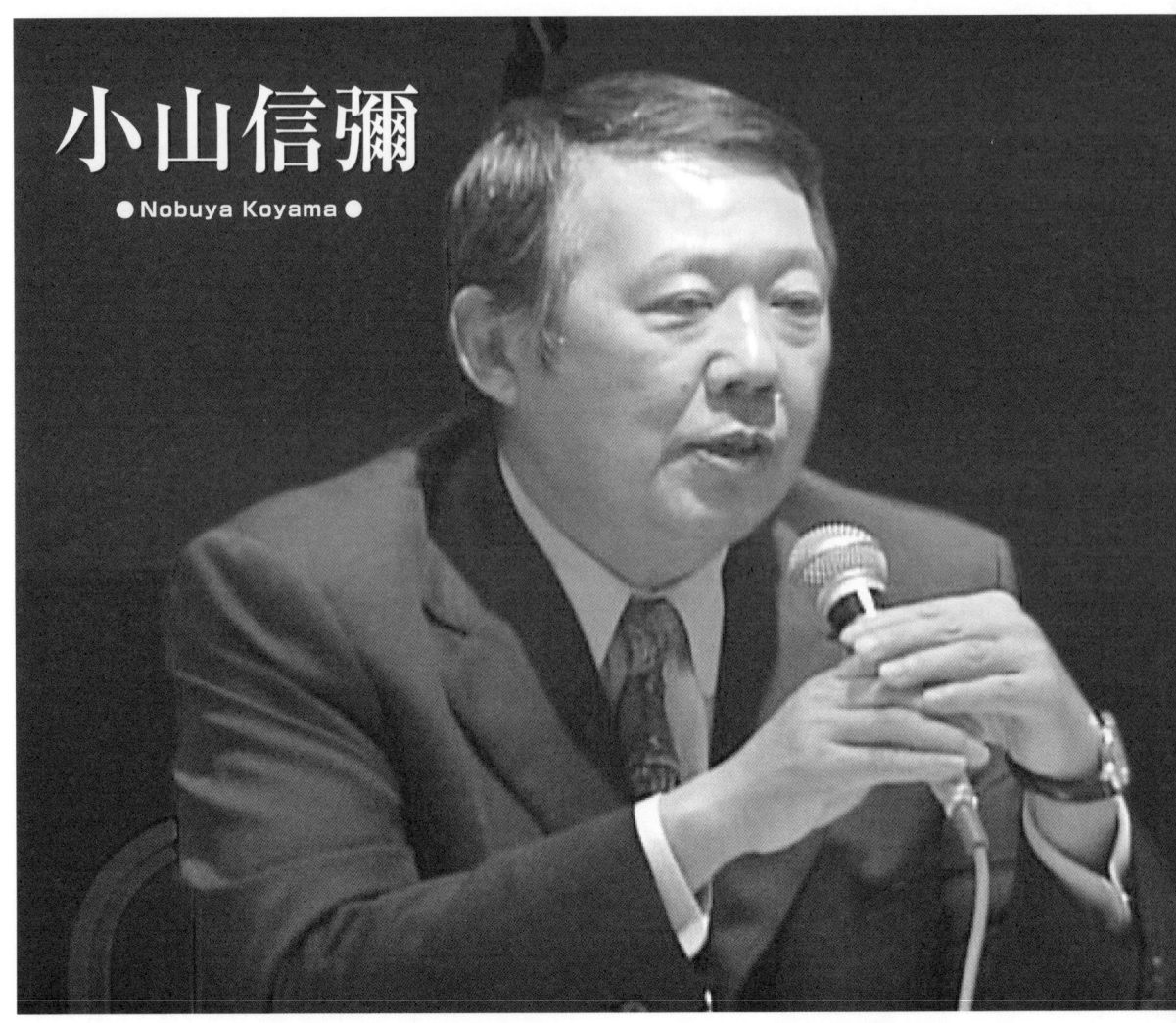

小山信彌
●Nobuya Koyama●

東邦大学医療センター大森病院病院長
1972年東邦大学医学部卒業。1995年東邦大学心臓血管外科教授、1997年東邦大学大森病院副院長、2000年7月同病院病院長。

約7年もかかった大学病院での電子カルテ導入

私は運動部出身の外科医で、遠くにある白い旗をみて、あれを走って取ってこいといわれて、黙って取りにいくような訓練をずっと受けていました（笑）。経営や戦略などとはおよそ遠い存在ではありますが、そういうものに向かって突進するような性格が買われ、今回この電子カルテに向かって走ったという経緯があります。今回は、東邦大学における電子カルテ導入の経緯、あるいは問題点について少し話させていただきます。

当院での電子カルテ導入の経緯を簡単に説明します。私が平成9年に副院長となり、その際に実は、平成16年に新しい病棟をつくるということが理事会で通りました。これをきっかけに、診療録管理センターというカルテを管理している場所から、医療情報についても電子化しようという提案がなされました。当時、医事システムはIT化されていましたが、診療に関してはまったくIT化されていない状況でした。

まず、平成9年4月に医療情報システム検討委員会が設立され、平成10年に理事会の了解を得て4月にオーダリング検討委員会が発足しました。それから準備が始まり、約3年近い歳月を費やして、平成12年12月からオーダリングを開始しました。平成15年4月、約3年間かけてフルオーダーを完成させ、1年後の平成16年4月から入院部門が電子カルテ運用を開始し、平成16年秋から外来部門も電子カルテ化し、現在ペーパーレスの状況で運営をしています。

すべての診療科がある大学病院への導入は、問題点が多い

当院は今まで約7年近い歳月を費やして電子カルテの導入を行ってきたわけですが、問題点をいくつか挙げてみます。一つは、既存病院のIT化ということが非常に大きなマイナス点になります。先ほどの小西先生の病院のように、新しい病院をつくって、それを全部IT化して入るという前提とは違い、現在の古い建物をそのまま使いながら配線をしていろいろ行っていかなければなりません。あるいは、今までの積み重ねをそのまま電子化するということに対する抵抗など、いろいろありました。

また大学病院の特性として、外科・内科はもちろんですが、小児科・精神科・眼科・耳鼻科・皮膚科などなど、すべての診療科があることも、運用するのに非常に難しい点でした。

もう一つは、規模が大きいということです。かつ大学病院ですので、どうしても教育と電子カルテということが大きな問題になりました。これらについては後に申し上げます。また、たいへん導入費用が高く、維持費が非常にかかることも、今まで運用してきた問題点です。

■ 2,000名近い職員数が悩みの種!?　運用の大きな抵抗となった

　病院の沿革は、1925年に女子医専（帝国女子医学専門学校附属病院）として発足し、平成17年がちょうど80周年になります。建物面積が約1万平米で、延床面積が約5万平米。病床数は1,041床、2年前からナンバーの付いた診療科・講座がすべて撤廃され、生体機能別の診療科で再編し、システムは電子カルテを運用している状況です。病院の規模は、稼働ベッド数1,041床、入院患者総数300,946人、ベッド稼働率92.5％です。平均在院日数は19日と少し長いのですが、外来患者数が平均で2,300人、多い時が2,500〜2,600人で動いています。

　教職員の数は、私がいちばん頭を悩ました点です（笑）。医師だけで非常勤を除き約500名、非常勤を入れますとトータル669名の医師がいます。看護師は758名となっていますが、実際は約800名の看護師がいます。またコメディカルが262名、事務員が88名であり、約1,820名。2,000名近い人間が、この電子カルテを運用しなければならないということが、非常に大きな抵抗となりました。

■ 電子カルテ導入の準備における　三つのポイントとは？

　先述のように、電子カルテの提案は平成9年に診療録管理センターから、平成16年に病院を建てようという話の中で始まり、まずカルテのあり方を検討し、電子カルテの提案がこの場所からなされました。医療情報システム検討委員会を立ち上げ、「これは絶対電子カルテにしようよ」という話を進めまして、理事会の承認を得ました。「まずオーダリングから始めよう」、「うまくいけば電子カルテまで行きたいね」といった予想を立てて動き出しました。

　私が副院長となりまして、まず病院として準備したことは、放射線のデジタル化、検査部の近代化、そして病歴（カルテ）のあり方の三つです。

■ 放射線のデジタル化によって　画像配信を可能にした

　まず、放射線のデジタル化は、電子カルテのいちばんのメリットである画像配信を頭に置いたとき、その当時FCRに対してCRのデジタル加算ということがありましたので、これを利用し、病院の中のX線施設を全部FCRにしました。モダリティのデジタル化・統一化は、約7年かかっていますので、この間に少しずつCTやMRI、あるいはRIがどんどん更新されてくるわけですね。この更新をする際に常に電子化を頭に置きながら、その出口を常に置いておき、ただ線をつなげばいいというだけの状況をつくるように努力してきました。

図1・FCR

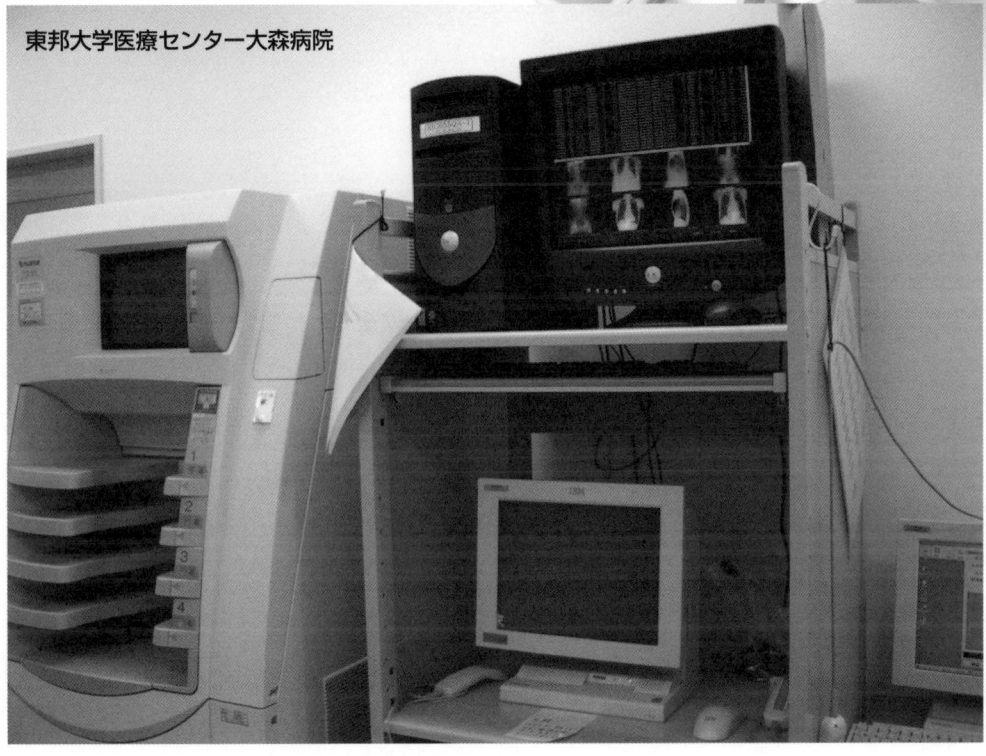

図1は使っているFCRです。もう一つ問題だったのは、FCR化してデジタル配線した場合にどうしても読影室が必要だということです。どこの病院でもそうだと思いますが、たいへん残念なことにまだ放射線読影が少なく、完全にフィルムレスというわけにはいきませんので、生データの配信をしています。

検査部を近代化―FMS方式を導入し効率的運営を実現

二つ目は、検査部の近代化です。新しい病院ができる際に検査部はそっくり移動することになり、それならば近代化しようということになりました。普通、どこの検査部門も、ある機械はどのメーカー、あるいはそこから試薬品をもらう代わりに機械を借りるというようなシステムをとっていたわけですが、当時まだたいへん珍しいFMS（Facility Managed System）という方式を導入しました。かなり現場からの反対がありましたが、約半年間かけて説得し、最終的には法人本部のトップダウンで決まりました。

この方式のいちばんの問題点は、検査機器の購入保守管理、試薬消耗品が業者負担で1社になってしまうことです。当院は三菱BCLという会社を利用していますが、1社になってしまうと試薬の自由度がない、あるいは機械の自由度がないということで、かなり議論が交わされました。しかし、研究などに対しては全面的に協力するということで、こうした形のFMSの

導入に踏み切りました。人件費や建物償却費、光熱費、廃棄物処理に関しては病院が負担して、上がってきた診療報酬を按分するという方向で話をまとめました。

新しい検査部は、40数名いた技師が結局FMSを導入することによって30数名になり、さらにこれが自動で全部つながるようになりますと、おそらく20数名で運営できるような段階にまできています。

電子カルテ化を視野に入れた病歴のあり方を考えた

もう一つ電子カルテ導入の大きな準備として、病歴のあり方を考えてみました。当時、まだ当院のカルテ用紙はB5サイズでしたが、もうほかの書類は全部A4サイズで、カルテはどんどんどんどん厚くなっていくという状況でしたので、A4に統一化しました。ここで、一度B5からA4に外来カルテを変えるのは一見無駄なように思われますが、各科の先生は今までの外来のサマリーをゆくゆく書かなければなりませんので、これがさらにそのままステップアップして電子化に向かうというメリットがあり、A4化することにしました。

一患者一診療録は、電子カルテ化すれば大丈夫だろうということでした。

次に、医療データの標準化です。このころ、包括医療の話がだいぶ出てきましたので、病名にはICD-10を、手術にはICD-9を使おうということで動いていました。問題点は、この当時まだ保険病名との整合性がありませんでしたので、ICD-10の場合に例えば保険病名にある熱発などの病名がないわけです。そのためソフトの開発が必要でした。今では素晴らしいソフトができて、そうした問題はないと思います。また、ICD-9の問題点は、全部英語なので日本語訳しなければならないことでした。診療録管理センターが中心になって、外科の先生に全部お願いし、日本語訳を作りました。電子カルテ委員会も設立しました。

患者さんのアメニティ向上を目的にオーダリングシステム導入

こうした形式でオーダリングシステム導入となりましたが、大きな目的として、外来患者さんのアメニティ向上をいちばんに挙げました。診療予約制が完全に導入され、薬待ち・会計待ちの時間はかなり短縮されました。先ほど小西先生のデータも出ましたが、当院もかなり短縮しています。しかし、患者満足度でいうと、まだまだ満足できるというレベルではないようです。院外処方への対応は、医師の字というものはたいへん素晴らしい字ですので(笑)、なかなか解読しにくいと思いますが、オーダリングシステムを導入しますと全部解決し、正確なオーダーが伝達され、会計漏れもなくすこととなり

ます。

　我々医師にとっていちばんよかったのは、情報の共有化ということだと思います。検査データ、また画像情報のすべてを一つの端末でみることができるわけです。こうして電子カルテの基盤づくりを進めてきました。

電子カルテの要件定義を決める際の抵抗勢力は"医師"だった

　ただ、この経過でやはりもめてくるのは、要件定義の重要性です。それぞれの部署でいろいろな話し合いをして要件を決めていかなければなりません。全部で40近いさまざまなワーキンググループができ、全体のバランスと進行状況を把握し、関連部署同士の話し合いもしながら続けていきました。このときに問題となってくるのは、やはり新たに発生する仕事の割り振りや、あるいはシステムを導入することによって余計な仕事が増えたりすることです。医師と看護師と検査部と事務部で、もう、いろいろな喧々囂々(けんけんごうごう)の話し合いになるわけですね。こうした点には、ある程度トップダウンが必要であると感じています。

　要件定義のときの大きな問題点は、何しろ今のままがよいのです(笑)。結局、変化したくないのですね、やはり。「今までよかったのだから、どうして変えるのよ!?」ということで、何しろこの抵抗勢力は、今のままがよい。その中の一大勢力は、医師であります(笑)。

　大学病院であり医師の数が非常に多いため、この抵抗勢力が、もう石頭で、わがままで、非協力的で(笑)、本当に頭にきてしまいました。そういうことで、たいへん苦労いたしました。

　看護部や検査部門は統率がとれており、非常に協力的に進みます。また、事務部の方々にとっては、やはり場合によると合理化(人員整理)ということがどうしてもみえてきてしまいますので、理解を十分に得る必要があると思います。

電子カルテのネーミングを公募し全職員の興味をひく

　全体にいえることですが、何しろ興味を示してくれません。変わりたくないからあまりみたくないというわけです。そこで、システムに興味を持ってもらうための一つの秘策として、ネーミングの公募を行いました。当院のシステムもIBMを使っていますので、IBMにお願いしてノートパソコン1台を寄付してもらい、命名親にはこのパソコンを1台商品として渡すということで審査を行いました。

　その結果、当院のシステムはNEPTUNE(ネプチューン)という名前となりました。ちょっとお笑い番組みたいで(笑)、いろいろ批判は

図2・外来のシステム

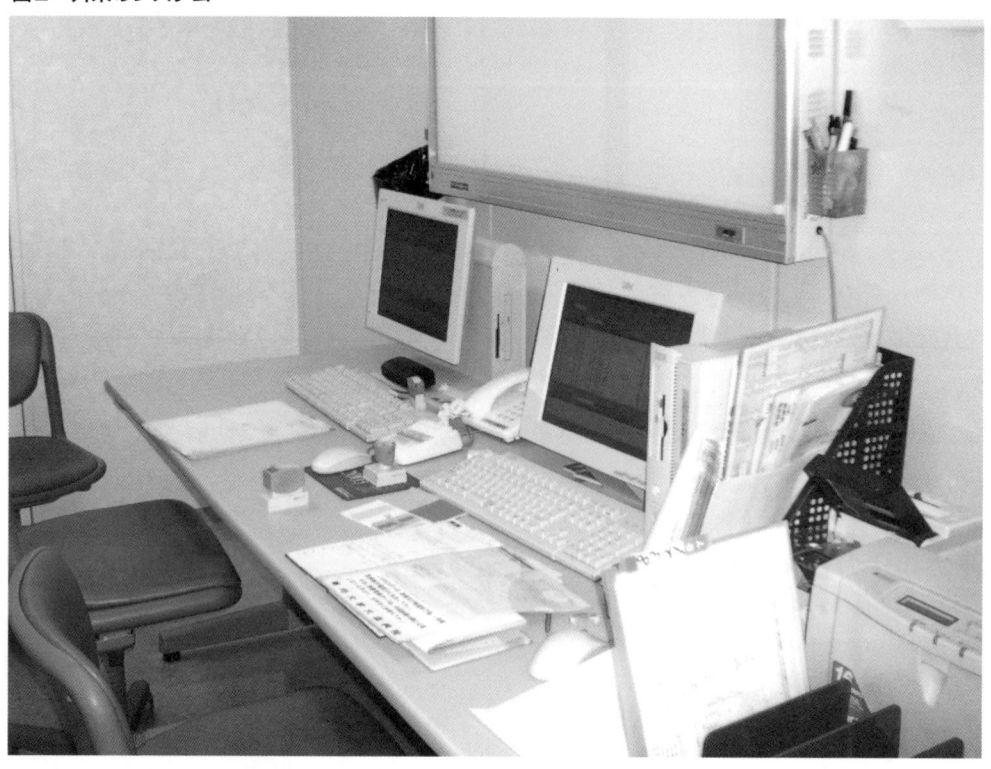

ありましたが、なかなかいいネーミングがほかになく、The New-Era Program for Toho University Network Evolutionという名前を付けまして、現在ではこの名付け親が、この電子カルテ委員会の委員長をしています。

実際に電子カルテの運用を開始し、慣れると手放せないものとなった

こうして、だんだんシステム運用を開始していきました。入院部門は平成12年の12月31日、またよくこんな日を選んだと思われるかもしれませんが（笑）、たいへんな年でした。

実は、平成11年がちょうど2000年問題で、執行部全員、病院に泊まり込みで、この平成12年はシステム導入で執行部全員泊まり込みという、ひどい目に遭いました（笑）。年末年始を選んだ理由は、切り替えに混乱を生じさせないためであり、入院を3日間だけでも先行させ、大丈夫だなという状況をみて安全に外来に移るということで、外来部門は平成13年1月4日から運用を開始しました。

図2は現在の外来システムです。2台置いてあるのは、大学病院特有のベシュライバー（カルテ記録係の者）がつく外来がいくつかあるのです。つまり、若い先生が上の先生の外来をみながらという理由で、パソコンを2台置くことが一応名目なのです。実際には、お年を召した先生がなかなかパソコンをよくいじれない、横に秘書がいなくてはならないということも実はあります。シャーカステンは、紹介患者さんが

フィルムを持ってきますのでどうしても必要であり、このような構築になっています。

また、X線写真は全部右側の画面でみるようになっていますが、呼吸器科あるいは整形外科などはこれでは判断できないということもあり、X線写真を詳しくみたいという外来には、高精細モニターも設置して、併用しています。

運用後約10か月の時点でアンケート調査を行いました。結果は、やれやれということで、半分以上の人に一応評価していただけました。ただ一つだけ評価されなかったことが、実は注射オーダーに関してでした(**表1**)。小西先生のお話でも半年間たいへんだったということですが、私も、これを導入してからしばらくの間はサンドバッグ状態でした(笑)。何がたいへんかといいますと、どうしても注射オーダーを入れると、コンピュータは0と1しかないため、24時で全部切り換えなければならないということです。こうした、いくつかの問題はありましたが、これも慣れると、もう手放せないという状況で今運用しています。

次に、画像所見などです。すべての放射線画像は画面でみることが可能です。ほかには、心電図の配信、超音波画像(動画ではなく静止画です)の配信、内視鏡写真の配信などがあります。

表1・注射オーダーの評価

	評価できる	あまり評価できない	無回答	計
全　体	284 (33.9)	390 (46.6)	163 (19.5)	837
医　師	67 (35.6)	106 (56.4)	15 (8.0)	188
看護師	174 (34.9)	256 (51.4)	68 (13.7)	498
技　師	27 (26.0)	14 (13.5)	63 (60.6)	104
事務職員	16 (34.0)	14 (29.8)	17 (36.2)	47

図3・手術予定表

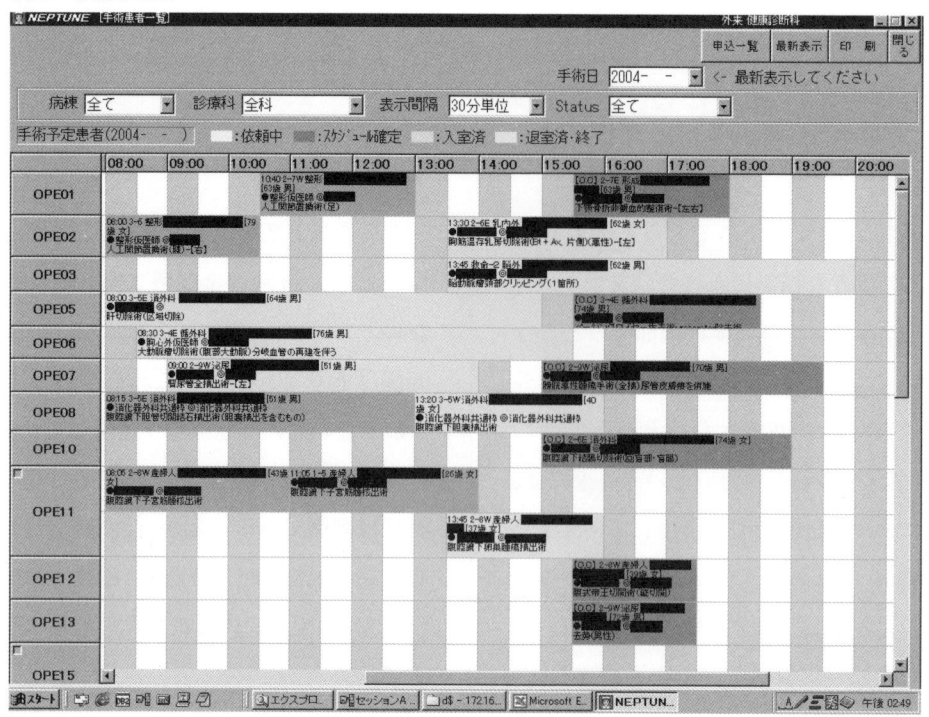

手術予定表や手術室・麻酔記録の電子化も、慣れると好評

　手術予定表（**図3**）の素晴らしい点は、手術予定表で診断名と手術予定、手術の内容を書くと、手術の控えからコンテナのオーダーまで全部行えるというシステムになっていることです。コンテナ化された機械まで全部設定されていますが、これをつくるには、手術室の看護師さんが本当に、徹夜でもう半年間ぐらいかかったような経緯がありました。

　手術室では、手術の麻酔記録も全部載っています。ただ、IBMではこれができませんでした。ここだけは、IBMのNEPTUNEシステムの上に日本光電のCAP（キャップ）というシステムを搭載し、麻酔記録は全部CAPのシステムで動いています。すべてのデジタルデータは、全部自動的にこの中に入るようになっています。

　図4は、麻酔記録です。約3か月間くらいですか、もう手術室に行くと袋叩きにあったのですが（笑）、半年ぐらい経ってくると、これの付いていない麻酔機では麻酔できないということに変わってきました。付いてない麻酔機は、実は周産期科と血管撮影室にあるのですが、それをどうしても「今年は予算化しろ！」というぐらいの話になりました。慣れると、なかなかいいようです。

図4・麻酔記録

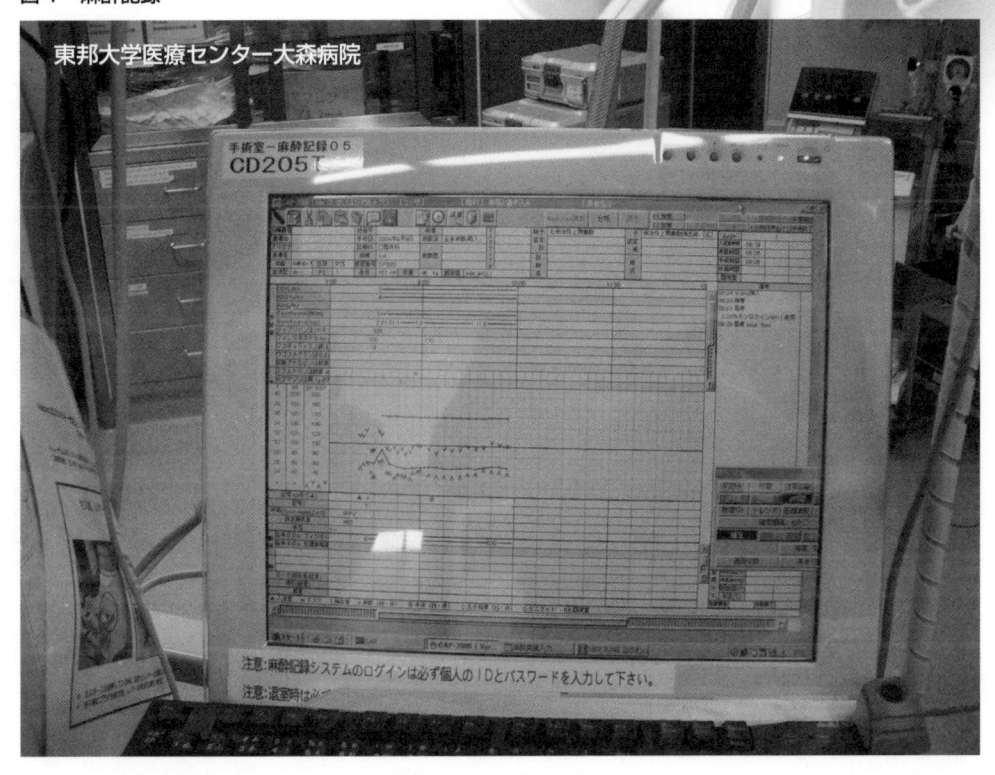

図5・シネ(動画)の配信

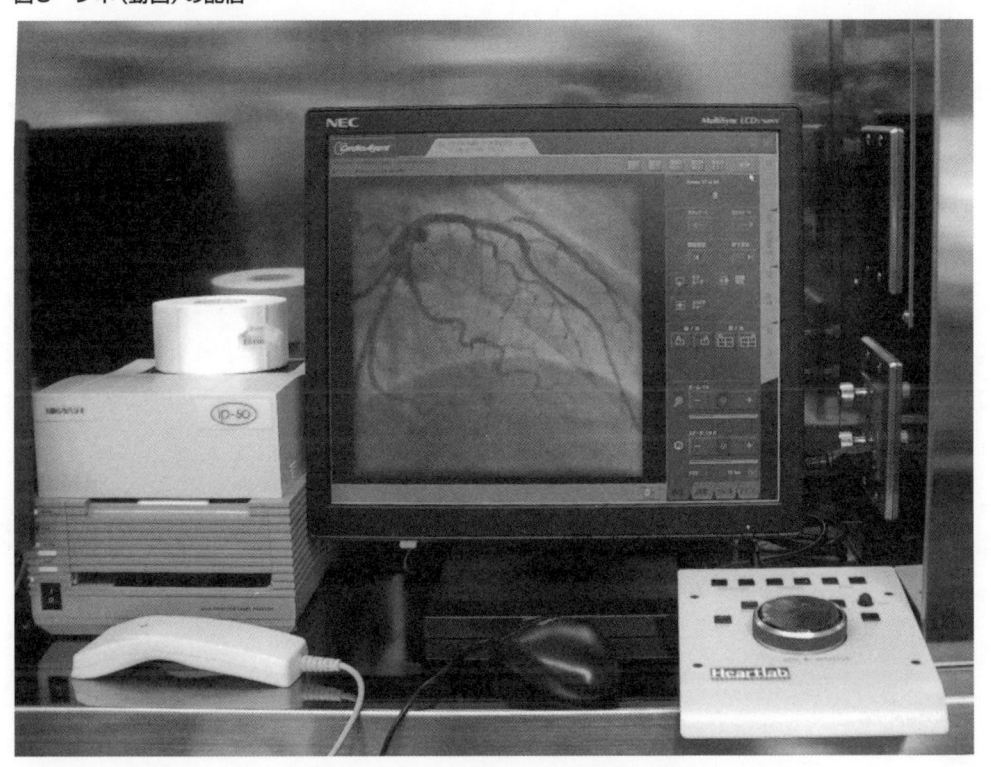

図6・患者確認

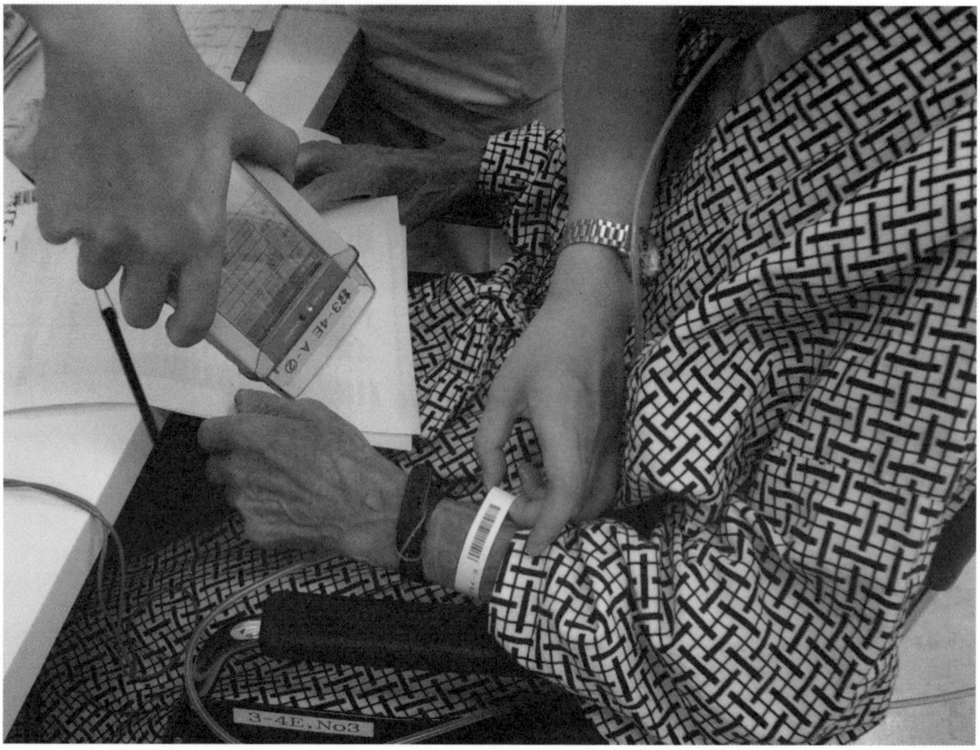

画像配信で情報伝達が向上し
カンファレンスの方法も変わった

　図5は動画の配信です。どうしてもNEPTUNE上、電子カルテ上ではできなかった、ウェブ配信です。これは、手術室に置いています原画の配信になっています。この原画配信は5か所でしかできませんが、ウェブ配信による縮小版で、各病棟すべて心臓カテーテル検査の動画での説明もできるようになっています。

　救命救急センターとICUについては、病棟の看護師さんも全員そうですが、モバイルの携帯端末を持って患者さんのところに行くというシステムです。また、手術室の状況がモニターにされ、手術室から入ってくる患者さんの情報も携帯端末で得られるようになっています。

　大きく変わったのはカンファレンスです。昔は研修医の先生がX線写真とカルテを持って右往左往していましたが(笑)、今では大きなスクリーン上に電子カルテ画面を映し、全体でみながら行っています。ただし、大きなスクリーン上での検査画像は、どうしても診断的あるいは討論する意味では無理なので、高精細モニターも併用しています。

携帯端末と電子クリニカルパスは
利便性から大活躍！

　携帯端末(PDAなど)に関しては、何しろ数が多い医師にこれを持たせるわけにはいきませんので、病棟へは全部看護師さんが持っていき

ます。いわゆるプライマリ・ケアを行っており、患者さんがナースコールを出すと、担当している看護師さんのPHSが鳴る、というシステムです。図6に示すように、携帯端末でバーコードを読み取り患者認識をして点滴、輸液、あるいは処置などが確認できるようになっています。手術室の受け渡しも全部携帯端末を使って行っています。

図7はクリニカルパスです。ようやく最近、運用を始めました。現在、30のクリニカルパスが載っていますが、今年中には150まで上が

ります。いちばんの利点は、ポンとオーダーすればすべてのオーダーがいっぺんに出ることです。修正をしない症例については、すべてのオーダーが一発のキー操作でもって全部出るという便利さがあります。何しろ研修医の先生が、いちばん喜びます。

発生源入力による医師の負担が大きなデメリット

オーダリング導入のメリットについてはいろいろ出ましたので、私はデメリットだけを述べ

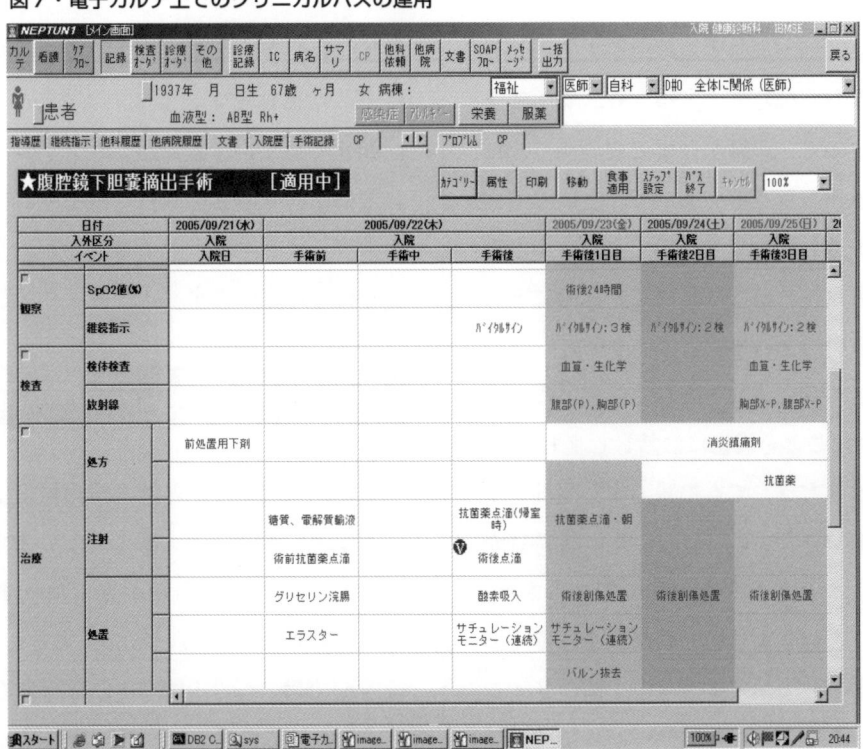

図7・電子カルテ上でのクリニカルパスの運用

図8・カルテロック画面

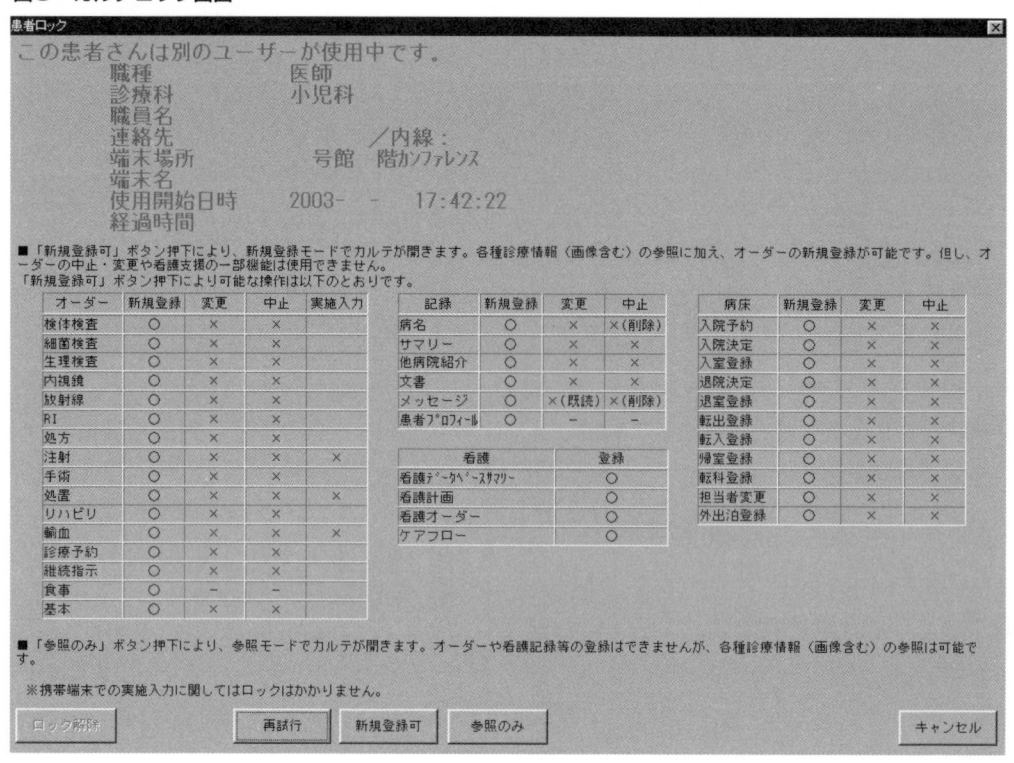

ます。やはり医師が反対する理由がよくわかります。医師がたいへんです。つまり、発生源入力になりますので、医師が今まで看護師さんに外来で「はい、これやっておいて」といっていたのが、全部通じなくなったのです。医師が自分で全部やらなければなりません。医師にとって負担が大きいことは事実です。よって、電子カルテを導入するときに「決して便利になりませんよ」ということを最初にお話ししました。

また、やはりどうしても煩雑です。人件費がそれほど削減できないのではないか。維持費がかかります。システムダウンの可能性もあり、岡先生の病院と同じように、当院もまったく同じサーバーが2本立っています。1個がメインサーバーで、もう一つが参照サーバーです。毎日24時に、すべてのその日のデータが参照サーバーに移ります。システムダウンは今まで2回起きてしまいましたが、システムダウンをした際には、その参照サーバーをみれば前日までの検査、オーダー、処方箋などが全部みられるようになっています。

プライバシー保護にもカルテロックなどの対策を講じる

2005年4月1日から個人情報保護法が施行されますが、当院には大勢の人がいますので、プライバシー保護の問題が非常に悩ましいのです。当院独自でいろいろな工夫をしています。教育面では、学生用のIDを発行することになりました。これは、オーダーができない、参照

するだけという権限のIDを発行し、かつ「これによって患者さんに不利益が生じた場合には退学もありうる」といった一筆を入れ、納得していただいた学生にはIDを発行しています。

図8は、カルテロック画面です。通常の電子カルテは、2か所で同時に一つのカルテを開けないようになっています。ただ、大学病院における人数では、それでは絶対無理なわけですね。看護師さんが記録を書いていると医師のオーダーは絶対できない、などといった状況になってしまいます。それは困るということで、このカスタマイズしたカルテロック画面をつくりました。これは、誰がどこの端末で開いているのか、いつからこれを開き始めているのかという情報が画面上方に出ます。

三つのボックスがあり、「参照するだけ」あるいは「新規の登録はできるが変更・中止はできない」といったシステムになっています。つまり「×」が付いているのは、できない項目なのですね。これでよければ、新規登録だけを押せば登録はできます。もちろんカルテの記録もできます。しかしながら、中止や変更をしなければならない場合には、内線電話番号やあるいはポケットベルの番号が表示され、その番号に電話して「先生、こっちで使うから」、あるいは「看護師さん、こっちで使うからそっちを切って」などと連絡して切る、というようなシステムになっています。

アクセスログの公開によって不正なアクセスを防ぐ

プライバシー保護についてはもう一つ、アクセスログの公開ということを行いました。つまり、先ほどのカルテを開いた状態で左上の人のマークをクリックしますと、アクセスログが公開されます。今、自分が開いているカルテを誰が(職員名、職種、所属科)、どこの病棟で何時から何時まで、どの端末を使って、何をしたかということが全部記録として残っており、それが表示されるということです。

不正アクセスがあった場合には、その記録が全部残りますので、これによって「皆さん、余計な人のカルテをみないでください」とお話しします。だから私も、時々自分のカルテをみまして、誰か変な人がみてないかということをチェックできるようなシステムになっているわけですね(笑)。

そうしなければ、もう自分の病院に入院できなくなってしまいます。自分の病院で自分が入院しているときに皆にカルテをのぞき込まれたのでは、とうてい落ち着けませんから、こうしたアクセスログの公開を行っているしだいです。もし、不正なアクセスによって患者さんに不利益が出た場合には、退職をしていただきますよ、というお話でもあります。

図9・院内メール

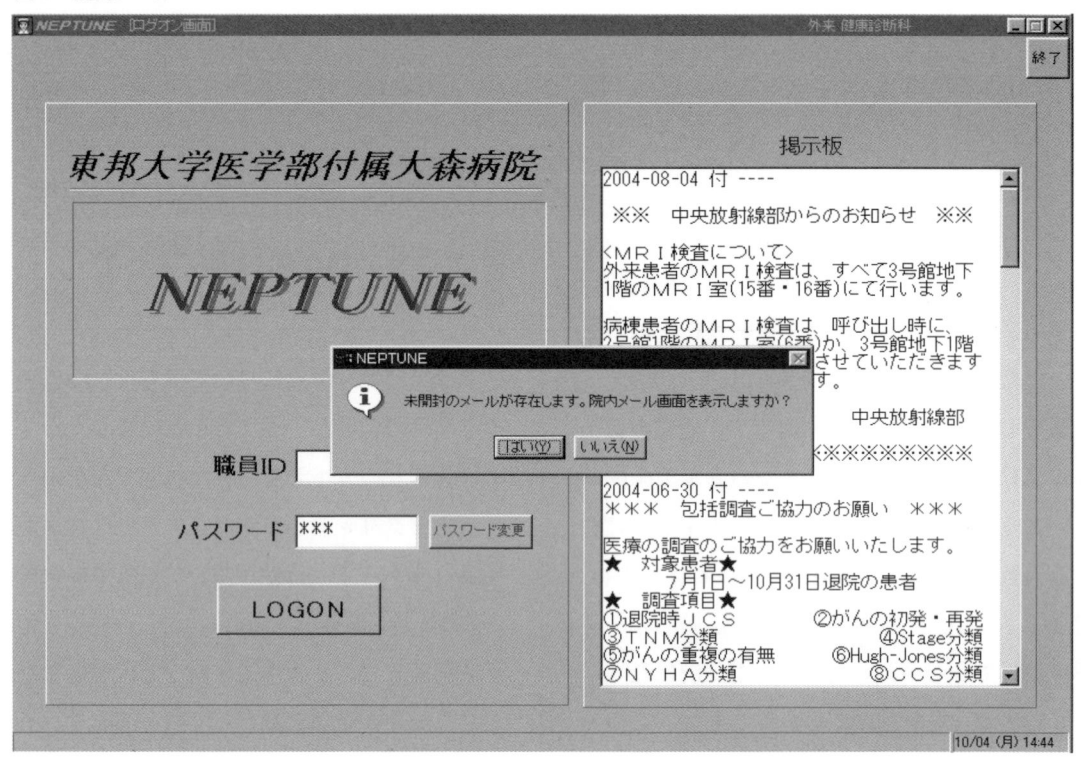

端末を利用した情報網を構築し確実な連絡を実現する

 そのほか、大学病院ですと何たって、ものが全然伝わりません。電子カルテ化し、電子カルテの端末が置いてあっても「おい、なんだこの端末は」という者が出てくるようなレベルですので（笑）、NEPTUNEで自分のIDを入れて、メールがある場合には**図9**のように「メールが届いています」というポップアップ表示がなされるなど、院内メールを用いていろいろな連絡をするわけです。あるいは、画面右には全体的な連絡事項もありますが、これすらほとんどみない人もいますので、メールでいろいろな連絡ができるようなシステムを構築しました。

経営的には厳しくても病院のIT化は避けられない

 最後に、まず病院の運営に役立つかということですが、IT化は絶対必要だと思います。これはなければなりません。真っ暗闇で患者さんをみているか、真っ昼間に患者さんをみるかぐらいの差があると思います。かつ、運営には役立つと思います。誰が何時間、どのぐらい働いたか、全部わかります。逆にいえば、どのぐらい費用をかければ、いくら稼いだかまで全部わかります。運営には役立つと思います。

 しかしながら、経営に役立つのかという点はまだクエスチョンマークです。当院で約30億円を投資しています。これから毎年おそらく数

千万円から、ともすれば億近い投資をしていかなければブラッシュアップはできないと思います。そうした意味で、果たして本当に経営に役立つのかという検討はまだまだこれからですが、しかし避けて通れないのがIT化だと考えています。

これからの電子カルテは、やはり2005年4月からのプライバシーの保護に関連して、どのように電子化したらよいのか、ということが大きな問題でしょう。

地域の病院と共有できる電子カルテシステムを構築したい

当院は今、地域の先生方と共有できる電子カルテを考えています。これには、いわゆる普通のEメールを使うわけにはいきませんので、クローズドされた回路の中に仮想カルテ庫をつくり、そこに当院のデータを置いておきます。患者さんが開業医の先生を受診した際に、開業医の先生のIDパスワードと患者さんのIDパスワードを合わせて、初めてそのカルテをみることができるというようなシステムを構築する話し合いを進めている最中です。

最終的には、全国共通な電子カルテができれば理想なのだろうと考えています。以上、雑駁なお話でしたが、当院の経験をお話ししました。ご静聴ありがとうございました。

東邦大学医療センター大森病院全景

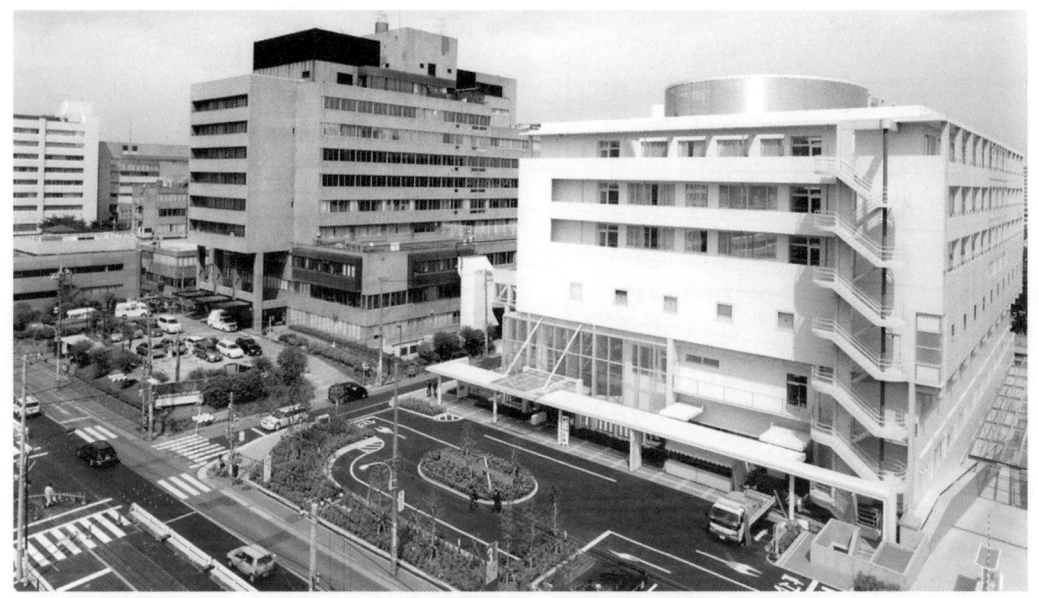

小西先生、岡先生、小山先生の講演の後、電子カルテを導入し、うまく機能している病院として評価の高い静岡県立静岡がんセンターの鳶巣院長、およびＮＴＴ東日本関東病院の落合院長のおふたりの病院長からコメントをいただいた。鳶巣院長は国立がんセンター時代からご自分でＩＢＭの電子カルテのソフトを開発し、また、クリティカルパスを導入したわが国のパイオニアでもある。

静岡県立静岡がんセンター院長 鳶巣賢一

電子カルテの導入時の問題点については、3人のお話でほとんど言い尽くされたと思います。特に大きな病院での導入の話として、私のところと似ている小山先生のご意見とまったく同感です。重複すると思うのですが強調という意味で、あえてコメントを三つ追加させていただきます。

まず一つ目に、これから現実に導入を考えていらっしゃる病院の方に送る言葉があるとしたら、導入にトップダウンのかなり強力なリーダーシップがないと混乱するだけで大損だということです。皆がエネルギーを使うだけです。医師だけでなく、それぞれ自分たちの描いた電子カルテ像が皆違いますから。できること、できないことをきっちり制御する。ある程度、医療とシステムのことがわかった権限のある人がひとり、ドンと座っていて、きちっと交通整理しないと、100点満点はどうせできないのですから、ここで辛抱するようにということをきちっという人がないと難しいと思います。

それから二つ目に、私のところなどは誰かが戦艦大和だといいましたけれども、本当に一気に総合的に導入しました。開発もたいへんでしたが、実際に使いこなすのもたいへんですし、使ってみると100点満点ではない。難しいことがいまだにあって、今も改修の費用が必要ですが、その費用がまたたいへんです。それから費用だけでなく、いまだに職員の労力がものすごくかかっています。そういう意味では、慌てて包括的な機能を最初から全部取り込むのは無理だと思います。それぞれの施設の特徴もあるでしょう。オーダリングシステムからしっかり積み上げていって、どこかで「エイヤ」と飛び越える。その、どこで飛び越えるかが今は非常に難しい判断の時期だろうと思います。声は何となく聞こえてきますが、全国共通の基本パッケージのような電子カルテがメーカーを超えてできるような時代は、おそらく向こう3年、5年ではできそうにないような気がします。

それから三つ目には、いたって現実的ですが、小山先生がおっしゃったように、発生源入力の負荷をどう軽減するかが最大の難点です。診療報酬のルール上、医師の権限でやることになっているのですが、かつて紙カルテのときは必ずしも医師がやらずに、みんなで手分けしてやっていた、またそのように人が配置されていたし、業務分配がなされていたわけです。今の電子カルテはおそらくどこのメーカーも似たような機能を持ってきていますが、もともとこれは医師の権限でないとやってはいけないというルールにのっとって、医師のパスワードで入らないと絶対に行使できないように設計されています。ほかにも似たような細かいことがたくさんありますよね。従来は医師がやっていなかった作業をたくさんやらされることになって、もっともっとたくさんの患者さんをみなければならない医師が、事務作業に追われるという部分があります。これは、医師が作業しなくてもよいコンピューターシステムをつくるとルール違反だとして摘発される可能性があるので、それをどう妥協するかが今、ポイントになると思います。

そこで、静岡県立がんセンターの課題は、その発生源入力の権限で、いとも簡単にルールどおりに整理されたことを、逆にいかにして切り崩すかですね。言葉が悪いですけれども、どうやって違反だといわれないでトンネルを抜けるかというのが課題となっています。これを少し考えないと、ものすごくたくさんの医師を配置しないといけないので、大問題だろうと思います。

● COMMENT

NTT東日本関東病院院長 落合慈之

　鳶巣先生がおっしゃったことは私もまったく同感です。私も導入時の重要なコツは、あるひとりの非常に意見を強く持ってオーソドックスに医療を考えられる方が、当院では石原呼吸器部長でしたが、自分の病院の風土に合うようにカスタマイズしたもの、そして機能がかなり限定された非常に軽い電子カルテをつくられるのがいいのではないかと思います。電子カルテをつくるときに、最初に皆が自分の科の特性を主張しあうのですが、電子カルテというのは全科に共通のものをつくるわけですから、自分の科の特性を全部なくしたものが電子カルテなのですね。そのことを理解して進めないと、自分の科ではこれが使えないという不満が非常に多くなるのだと思います。

　そして、もう一つのコツは、非常に重要なことだと思うのですが、電子カルテの大きなメリットは、いわゆるデータベースとして情報がたまったときに現れるわけです。それが電子カルテを導入したその時点ではまだデータが蓄積されていないので、こんな使いにくい電子カルテには反対という声が現れるわけです。それをうまく乗り切るためには、最初からある程度のデータベースになっていることが重要だと思います。そのために導入前のオーダリング自動化のときから、1年前、2年前からのレントゲンのデータ、処方、血算・生化学のような検査データを新しい電子カルテに移すようなことを考えているとよいと思います。電子カルテがスタートした日に患者さんがみえたら、まったく白紙のカルテであっても、その部分のデータはみることができる。これがデータベースとして使えますから、いろいろ文句をいった反対の医師も、これは便利だということがわかる。これが、私は導入の一つのコツではないかと思います。

　使いやすさ、使いにくさに関しては小西先生もいろいろお話しされましたが、私も小西先生も今の病院に赴任したのは1998年でした。この電子カルテができたのが2000年の暮れでした。彼も私もこの開発にはいっさい関わらず、3時間ずつ4回の練習をやっただけでむりやり使うようにさせられたわけです。それで、何年かたった今、あの苦労した小西先生が演壇に立って、「電子カルテはいい、いい」といっているわけですから、まぁ、使うのにそれほどたいへんだということはないと思います。

　実際に今、看護師さんをみていますと、私どもの看護師さんは勤務時間の30分ぐらい前にきて、その日の受け持ちの患者さんのカルテを全部みるのですね。横を向いていてもスクロールバーに置いた手が自然に3センチ半とか動き、次にみたいところにいっています。いつの間にかサッササッサとできる。それを初めてやろうとすると、「この項目はどこに入ってたっけ」、「この項目はどこにあるんだっけ」と探さなければいけないわけです。そういうことは今の若い人をみていると、2～3週間ですぐ慣れてしまうようで、最初の使いにくさの問題というのは慣れてしまえば問題ではないのだろうと思っております。

　重要なのは若い看護師さんたちが、病理の結果やインフォームドコンセント、手術の結果などを全部みていて、すべて情報を知っているということが非常に大きいのです。自信を持って患者さんに接することができる。これが大きいことだと思います。

Part 2

病院機能評価を考える

第3回最強の医療戦略セミナー
(2005年2月17日)

はじめに……………………………………………………… 武藤徹一郎
Ver.5.0を受けるにあたって──
　　Ver.5.0による試行調査体験談………………………神田進司
病院機能評価の現況と今後について…………………………… 大道　久

Part1/Part2 総括発言………………………………… 櫻井健司

Part 2 病院機能評価を考える

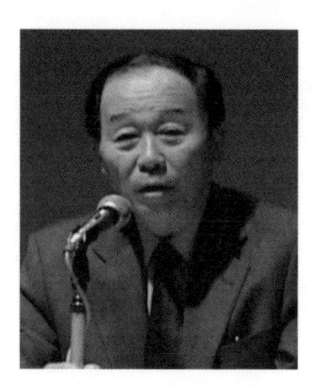

● はじめに
準備を行う過程に病院機能評価の意義がある

武藤徹一郎

癌研有明病院病院長

　病院機能評価機構という名称を初めて見聞したのは、記憶に誤りがなければ筆者が東大にいて外科学会の理事を務めているころだと思います。学会あてに要請があり、審査会議と思われる会に出席し、手術場の運用について意見を述べたことを覚えています。

　当時は機構も始動したばかりで知名度も高くなく、学会としては積極的に参画することなく様子をみようという態度でありました。ほかの職種以上に独立心が強く、閉鎖的な医療機関がほかの組織から評価を受けるということに、多くの学会あるいは病院が違和感ないしは不快感を持ったことは、わが国の医療の歴史を考えれば、むしろ当然といってもよいでしょう。

　しかし、医療環境の変革に対する外部からのまっとうな圧力と、受審施設の「受けてよかった」という肯定的な発言の浸透によって、今や機能評価の審査にパスすることは病院にとって一つのステータスの様相を呈しています。今回のように講演会が盛況を呈するのも、審査側のトップと審査したばかりの病院という最良の組み合わせの企画を抜きにしても、十分に理解できることです。審査であるので高い評価を得て合格するに越したことはありません。多くの院長が「機構の審査に通ったよ」と誇らしげに語ることが、その実情を如実に表しておりますが、その次の言葉は必ず、「受けてよかった。病院の機構改革に役立った」であり、経験者のこの言葉が病院機能評価機構の評価を急速に高めたのだと思われます。

　大道先生が指摘するように、「機能評価は決して試験ではない。日々の業務改善のためのツールであり、受審準備を重ねることが大切である」ということを理解することがキーポイントであり、病院改革を進めようとするとそれがよくわかります。準備の過程で医療体制の不備を悟り、その対策を通して病院全体の医療の質が向上するという効果が生まれてきます。病院のすべての職種の人々が関与し協力しなければ達成できないので、病院全体の

●はじめに──準備を行う過程に病院機能評価の意義がある

一体感を生み出すこと、職員の精神構造の改革にも役立つと思われます。日本の病院では医師の側から医学の進歩、医療技術の向上には熱心に取り組んできましたが、患者の側に立った医療安全、医療の質の向上にはあまり注意が払われてきませんでした。機能評価はまさにこの欠点を正すものとして機能しつつあるといえます。また、そうなってほしいですし、審査にパスした病院はそのことを実地で証明していく責務がありましょう。

実は筆者の勤める癌研病院も2006年に受審することを決め、本格的な準備に入っています。受審することは2～3年前に決めて少しずつ準備を進めてきましたが、委員会メンバーの認識も低くいっこうに前進せず、院長がひとりでやきもきしていました。委員会の規約、議事録などいくらいっても揃いません。しかし、受審の年月を決め、委員会を再編成してからはまったく様相が変わってきました。受審の年月を決めてしまうことが大切だという指摘はその通りだと思いますし、いろいろと考えてきたようでも組織上、運営上、さまざまな問題があることも準備の段階で思い知らされています。

受審が医療の質の向上、機能向上に資することは病院管理者にはよく理解できますが、参画する人々のひとりでも多くが同じ認識を持つことが重要でしょう。現役で入学するよりも二浪したほうが友人も多く、人生経験が積めるというメリットがありますように、この審査も決して一度でパスすることが名誉なこととは限らないというメッセージも一聴に値すると思います。一度で規準ギリギリでパスするよりは、二度目でもよりハイレベルでパスするほうが病院にとってはメリットがあることになるでしょう。

サマリーを兼ねた序文という要望でありましたが、あまりサマリーらしくない文章になってしまいました。次項より続く神田先生、大道先生の講演の中身は受審側と審査側の実態をあまねく伝えていますので、あえてサマリーを書く必要はないと思い、私見を述べた次第です。

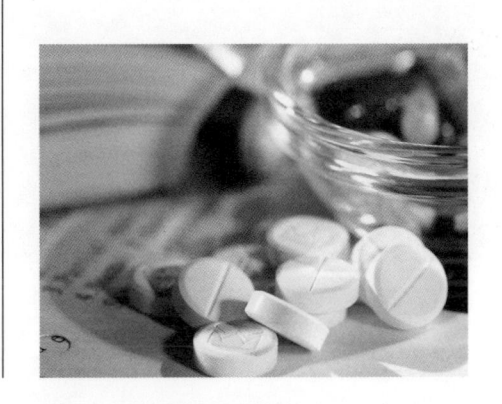

Part 2 病院機能評価を考える

第3回最強の医療戦略セミナー
（2005年2月17日）

Ver.5.0を受けるにあたって
―Ver.5.0による試行調査体験談

病院機能評価を受審する目的はもちろん認定を受けることだが、その本質は、受審を機会に、自分たちの病院をいかによくしていくかということである。やはり受審の準備には基本があり、ある主題に対し常に改善がなされていく組織体制が必要である。規程やマニュアルなどの作成、会議や委員会の記録作成なども非常に大切である。こうした基本を踏まえたうえで、当院独自に工夫した点、実際の受審時の注意点なども具体的かつ詳細に紹介する。

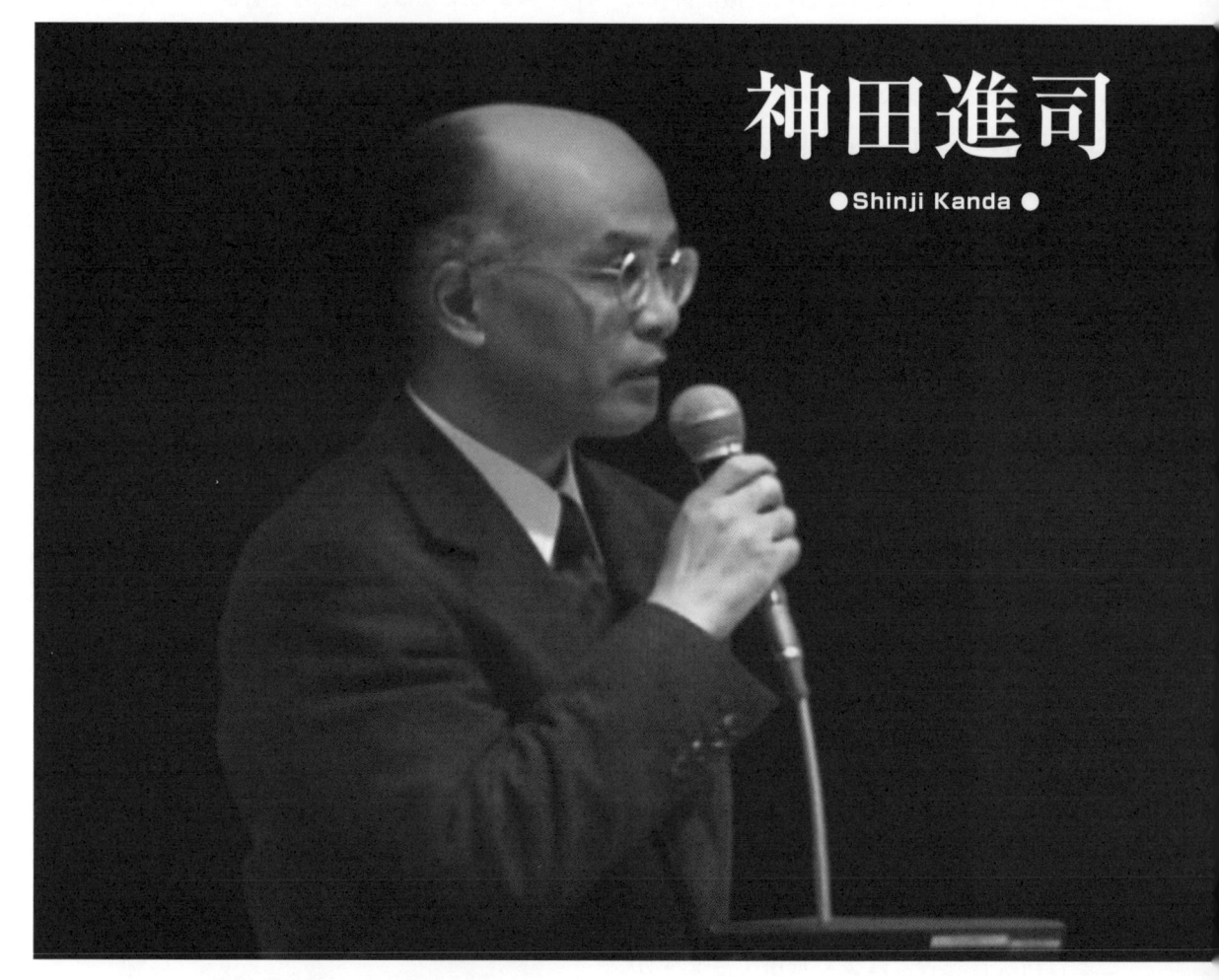

神田進司
● Shinji Kanda ●

杏雲堂病院事務部長
1977年東京理科大学薬学部薬学科卒業、慶應義塾大学中央検査部、浜松医科大学、1986年医学博士取得、佐々木研究所研究員、UCLA外科腫瘍学教室留学、杏雲堂病院検査部長、1998年から現職。

Ver.4.0と5.0の違いとはいったい何か？

「病院機能評価を考える」ということで、「Ver.5.0を受けるにあたって」というテーマをいただきましたが、少々荷が重いように感じています。実は平成16年の5月25～27日にVer.5.0による試行調査を受審する機会に恵まれました。その後、7月25～27日にVer.4.0による本審査を受けました。Ver.4.0による本審査では残念ながら認定留保ということになりましたが、2か月の短い間に2回も機能評価を受審しましたので、あまりお手本にならないかもしれませんが、反省点も含めまして体験談をお話したいと思います。

皆さんが最も関心があるのはおそらく、Ver.4.0と5.0の違いは何かということでしょう。当院は両方受けたわけですが、正直いって違いがわかりませんでした（笑）。しかし、わからないままでは少々無責任ですので、若干まとめさせていただきますと、関係者のお話やいろいろな資料などから、どうも評価項目の改訂はあまりないということのようです。すなわち、内容は同じであると。では、どこが違ったのかといえば、評価項目の重複の回避と合理的な統合により再構成を行ったということのようです。

Ver.4.0と5.0双方に本質的な違いはあまりない

実際に、自己評価調査票における双方の具体的な違いを考えてみます。例えば部門の位置付け・独立に関しては、Ver.4.0では第4領域「診療の質の確保」という箇所に「4.1診療組織と運営体制」、「4.2医師の人事管理と教育・研修」と、診療部門に関する内容がありましたが、Ver.5.0では第4領域「医療提供の組織と運営」に、きちんと「4.1診療部門」という形で載せられています。

また、Ver.4.0では第5領域に看護のセクションがありまして、ここで看護のいろいろな組織的なことを取り扱っていたわけですが、Ver.5.0では「4.2看護部門」ということで、看護部門を一つの独立した組織として扱っています。以下、診療支援部門が続きますが、最後のところで新たに「4.18外来部門」を独立して取り扱ったということのようです。

二つ目の例は、ケアプロセスの統合についてです。Ver.4.0では第4領域「診療の質の確保」の後半で「各病棟ごとのケアプロセスに関する項目」があります。また第5領域「看護の適切な提供」の後半で「看護に対するケアプロセスの項目」がありますが、Ver.5.0では、新たに「5.0医療の質と安全のためのケアプロセス」を設け、この二つのケアプロセスを一つに統合し

たということのようです。

三つ目の例は、「評価項目の重複の回避」です。Ver.4.0の場合は、診療録の開示について1.5.3で「診療情報が適切に開示・提供されている」とあり、さらに2.2.3で「患者の請求に基づく診療記録などの開示を行う体制が整っている」と、2か所に出ていました。これがVer.5.0では2.2.3で、「患者の請求に基づく診療記録などの開示に対応している」という1か所にまとめられました。2か所でデータを揃える必要はなく、この1か所で資料を揃えればよいわけですから、受審する側にとっては非常にありがたいことです。

四つ目の例は、「評価項目の追加・改訂」です。先ほど改訂はあまりないと申し上げましたが、若干の改訂はあるようです。例えば3.4.1「患者や面会者の利便性に配慮されている」という中項目の中で、小項目の3.4.1.1～3.4.1.3まではVer.4.0も5.0もまったく同じですが、Ver.5.0では新たに3.4.1.4として、「携帯電話の使用についてルールがある」という項目が追加されたようです。

そのほか、Ver.4.0では3.6.4「禁煙、分煙に配慮されている」という箇所が、Ver.5.0では「禁煙に取り組んでいる」となり、禁煙の方向性が明確にされたという違いがあるようです。

以上、ちょっとした違いを比較しましたが、本質的にはあまり差がないように思います。

受審の準備を始めるにあたり、病院の概要を再確認しておく

次に、どのように準備をするかということです。病院機能評価では当然その病院の機能に応じて審査をされます。まず、杏雲堂病院の施設基準は一般病床208床であり、これは審査体制区分の3に該当します。200床から499床までが区分3に該当します。500床以上が区分4となりますが、審査項目はまったく変わりません。ただ、ケアプロセスでは区分3は4病棟をご覧になりますが、区分4のほうは確か6病棟をご覧になるのだと思います。

届け出基準については、一般病棟入院基本料Ⅰ群の1、急性期入院加算をとっています。この二つで診療報酬点数上の施設基準はだいたい網羅していると思います。診療科は12あり、また臨床研修病院に指定されています。やはり臨床研修病院は臨床研修病院として評価されるということです。

医療機能評価機構の「解説集」は病院運営のよい"教科書"である

いよいよ準備の実際その1です。まず「書面審査調査票」(自己評価調査票)、および「解説集」(評価項目解説集)を入手する必要があります。我々、その「解説集」を初めてみましたとき、ある種の感動みたいなものを感じました。

というのも、これをよく読みますと非常に具体的で詳しく病院運営のことが書かれているわけですね。ノウハウが書かれているといってもいいくらいです。ですから、機能評価を受ける目的として、例えば診療報酬点数上の施設基準にある、あるいは広告ができるなどもありますが、本質はおそらくこれらのよい"教科書"をもとに、いかにして自分たちの病院をよくしていこうとするか、ということにあるのではないかと思います。

"教科書"を手に入れたら評価項目の調査を行います。当院は、①病院機能評価調査委員会という委員会を作り、毎月1回会議を開きました。そこで、②チェックリストを作り、現状把握と改善状況のチェックを行いました。また、③大項目単位で役割分担を決めることが大事だと思います。要するに各責任者を決めるということです。病院機能評価は一部の人が頑張って対応できるものではありません。組織全体で取り組む必要があります。そうした意味で、きちんと役割分担をすることは大切だと思います。

独自に工夫したチェックリストで厳密な自己評価を行うべき

当院のチェックリストを紹介します(**表1**)。我々は最初、「自己評価は、あまりたいしたこ

表1・私たちのチェックリスト（1）

私たちのチェックリスト（1）

※自己評価はきわめて重要。しかも難しい。いかにして曖昧さを排除するか。

イ．判定基準が簡単で明確
　1）解説集をもとに小項目を要素に分解
　2）各要素について
　　適切である→○
　　中間（＝わからない）→△
　　不適切である→×

表1・私たちのチェックリスト（2）

私たちのチェックリスト（2）

ロ．要素の判定結果から大項目ごとの進捗状況を判定（小項目、中項目の判定は気にしない）

　　　　　　　○≧80％→（緑）
進捗状況：80％＞○≧50％→（黄）
　　　　　　　○＜50％→（赤）
　　＊＊（自己評価の繰り返し）＊＊

ハ．視覚に訴えるものがよい
ニ．1種類だけにする

図1・チェックシート

					1回目	2回目	3回目
病院機能評価 自己評価表							
1 病院組織の運営と基本方針							
	1.1 病院の理念と基本方針			小項目の要素（解説集のポイント）			
		1.1.1 理念および基本方針が確立されている	4				
			1.1.1.1 理念および基本方針が明文化されている	a	①理念（文書）	△	△	○
					②基本方針・院是（文書）	×	×	○
					③病院案内やパンフレットへの記載（資料）	△	△	○
			①患者さまに分かり易い言葉で表現されているか。					
			②理念・基本方針には、患者さまの権利を尊重する考え方が明記されていること					
			③見直しをされた＝年月日が記載されている。					
			1.1.1.2 基本方針は地域医療のニーズを反映しているか	b	④保健医療や健康に係る地域医療情報（資料）	×	×	△
					⑤地域のニーズに対応した具体的な方針（文書）	×	×	×
			1.1.1.3 理念または基本方針には、患者の立場に立った医療の実践に関わることがらが文章に表されている	a	⑥患者の権利を尊重する考え方や方針（文書）	×	×	○
		△ 1.1.1.4 基本方針は定期的に見直されているか	a	⑦定期的（<3年）見直し（プロセス）	×	×	×
		1.1.2 理念および基本方針が病院の内外へ周知・徹底されているか	4				
		①パンフ・名札等には記載済み。HPでも、最初の画面に記載されているところが多い。					
		②病院の基本方針と同時に、部門ごとの理念・基本方針等も必要。					
		病棟には病院理念・看護理念・患者の権利を、スタッフルームには＋十年度目標・各部門の目標・組織図を掲載のこと。					
		③各自がどの様に、理念を具体化しようと努力しているか。					
			1.1.2.1 理念および基本方針を組織内に浸透させる努力と工夫がなされている	a	⑧理念・基本方針の院内への掲示	×	×	○
					⑨文章の配布（資料）	×	×	×
					⑩職員のネームカードへの印刷	○	○	○
			1.1.2.2 理念および基本方針を院外に浸透させる努力と工夫がなされている	a	⑪広報誌への掲載	×	×	×
					⑫ホームページへの掲載	○	○	○
	1.2 病院の役割と将来計画						
		1.2.1 地域における病院の役割・機能が明確になっている	2				
			* 1.2.1.1 地域におけるニーズがデーターに基づいて把握されている	c	①地域医療情報の収集・整理（資料）	×	×	×
					②地域医療情報、欠損機能の分析等（資料）	×	×	×
			1.2.1.2 地域における自院の役割・機能が設定されている	b	③地域の保健・医療福祉機関との関係の明確化	×	×	△
					○理念（文書）	×	×	○
					○基本方針・院是（文書）	×	×	○
			①地域住民の声をどの様に反映しているか。					
			②人口分布、病院・診療所の分布、地域における患者の分布、高齢化率、救急患者の状況、等々。					
			③資料があるだけではダメ。図表などで分析されていることが必要。					
		1.2.2 中長期計画が策定されている						
			1.2.2.1 中長期計画が策定されている	4	④理念・基本方針に沿った2年以上の中長期計画（文書）	×	×	×
			* 1.2.2.2 中長期計画の策定組織的に行われている		⑤企画立案する部門又は委員会	×	×	△
					⑥院内各部門や住民・有識者の意見の反映（プロセス）	×	×	×
			△ 1.2.2.3 中長期計画を院内に周知させる努力がされている	b	⑦周知徹底	×	×	×
					○立案過程が組織の中で明確（プロセス）	×	×	×
					○組織内部のコミュニケーションの確立（プロセス）	×	×	×
			①単年度の事業計画との整合性はとれているか。					
			②具体的に数値で表記されているか。					

とないのかな？」「自己評価だから、やや控えめに付けておこうか」などといろいろ思いましたが、それではだめです。自己評価はやはり厳密に、客観的に、正確に付けないといけません。それをもとに審査をされますので、きわめて重要です。しかし、非常に難しいですね。そこで、我々はいかにして曖昧さを排除するかということを考えました。

まず一つ考えましたのが、判定基準が簡単で明確なものを使うことです。機能評価の項目では大項目・中項目・小項目があって、小項目に対してa、b、cを付けて、さらにその上の中項目で5から1まで評価を付けますが、我々は小項目をさらに要素に分解しました。これは「解説集」にいろいろ書かれていますので、それを読めば抽出できると思います。そして、各要素について適切であるか、不適切であるか、中間でわからないかをそれぞれ○×△で採点しました。

初めは要素の判定結果だけで、いきなり大項目ごとの進捗状況を判定しました。80％以上の要素が○である場合には緑、50％以上である場合は黄色、50％以下の場合は赤ということで、進捗状況を信号機になぞらえて表現しました。これを何回も繰り返すわけです。チェックリストでは色を使いましたが、やはり視覚に訴えるものがよろしいと思います。また、できれば1種類だけがよいでしょう。何種類にもすると、膨大な量の項目があるため、もう収拾がつかなくなるからです。

図1は、実際の我々のチェックシートです。1.1という大項目「病院の理念と基本方針」があり、1.1.1が中項目「理念及び基本方針が確立されている」、そして小項目の1.1.1.1「理念及び基本方針が明文化されている」となっています。本来はここでaやbなどと付けて採点するわけですが、例えば「解説集」をみますと「理念が文書化されている」、「基本方針が文書化されている」、「パンフレットに記載されている」などと書かれていますので、我々はそれをさらに一つひとつの要素と考え、チェックしていきました。

　この要素の○の数がだいたい80％以上になると、この領域は緑である、もうだいたいよくできている、ということになります。左上に「幹部」と書いてありますが、本当は個人名を入れたらいいわけです。「ここの分担のAさんは非常によくやって、今はもう緑でだいたい準備が済んでいる」、「Bさんは全くさぼっていて準備が終わっていないから赤である」というような形でわかりやすい表現にしました。

自己評価の理由付けは明確にしておかなければならない

　要素のチェックが済むと、今度は要素の結果をもとに小項目と中項目を判定しました**（表2）**。まず小項目については、要素で×がなくて△より○が多ければa、×がなくて△の方が多ければb、×が一つでもあればcですね。中項目は、今度は小項目の結果を使います。まず、cはなくてaとbを比べるとaの方が多ければ4、cはないがbのほうが多かったら3、cが1個でもあれば2、といった方法で判定しました。

　これは、abcの判定理由を非常に明確にしておかないといけないからです。というのも、ある項目に対して、「これ、どうしてaと考えたのですか」「どうしてbと考えたのですか」といった質問を受けます。そういう際に「こういうこととこういうことはクリアしていますが、こういうことはクリアしていません。だからbに

表2・私たちのチェックリスト（3）

私たちのチェックリスト（3）

ホ．最後に、小項目と中項目の判定
1) 小項目：a→○＞△、×＝なし
　　　　　b→○≦△、×＝なし
　　　　　c→×＝あり

2) 中項目：4→a＞b、c＝なし
　　　　　3→a≦b、c＝なし
　　　　　2→c＝あり

ヘ．a、b、cの判定理由を明確に

しました」といった形で明確にお答えしないといけないようです。だいたいの感じで「aです」「bです」などと回答するのは、少々まずいようです。そうした場合は、先ほど申し上げました、各要素に分解して、それがどのような状況にあるのかということを把握しておくと、回答しやすいと思います。

さまざまな主題に対し、改善がなされていく組織体制が必要

また、準備の基本というものがあるように思います。
①あることに対して体制があるか。要するに、担当部署、担当者、あるいは委員会といったものがあるか。
②方針が明確で、規程・マニュアルなどがあるか。「あるか」ということは、文書化されていて提出できるということですね。
③それに従って今度は実績があり、その実績が把握されているか。実績が記録されていって、もし「みせなさい」といわれたら提示できるということですね。そして
④そういった一連の流れを評価する仕組みがある。
ということです。これができていると、もうほとんど完璧ですね。結局、①から④がサイクルになって、常にある主題に対して改善がなされていくような組織の体制が組まれていることが要求されているように思います。

職員の意識の高揚を図り、病院内の掲示類を改善する

ツールが揃いましたので、今度は準備の実際その2です。先ほど申し上げましたように、皆の協力が必要です。職場の意識の高揚を図るため、当院は2年間続けて年度目標に掲げました。また、いつまでもグズグズしていてもしょうがありませんので、受審を申し込んでしまいましょう。1年前から申し込めますし、申し込んでしまえば、もう後には引けません。

日本医療機能評価機構はいろいろな病院機能改善支援セミナーを行っていますので、当院は一度に20人ぐらいですね、近いこともありまして参加させました。また、医療関連業者による支援サービス（模擬審査など）も、無料なのですが、非常によかったのです。

大切なことは、目にみえるものを積極的に改善することです。意識の高揚にも効果があります。例えば、「理念や基本方針、病院管理体制などを掲示する」、「院内の掲示を整然とする」、「患者さまの声の掲示板を作る」、「携帯電話コーナーを作る」、「プライバシー確保のためカーテンを設置する」などです。プライバシーの確保については結構重視されるようですね。

具体的な例として、**図2**は当院の掲示板です。一つひとつがラミネートコートされています。

図2・掲示板

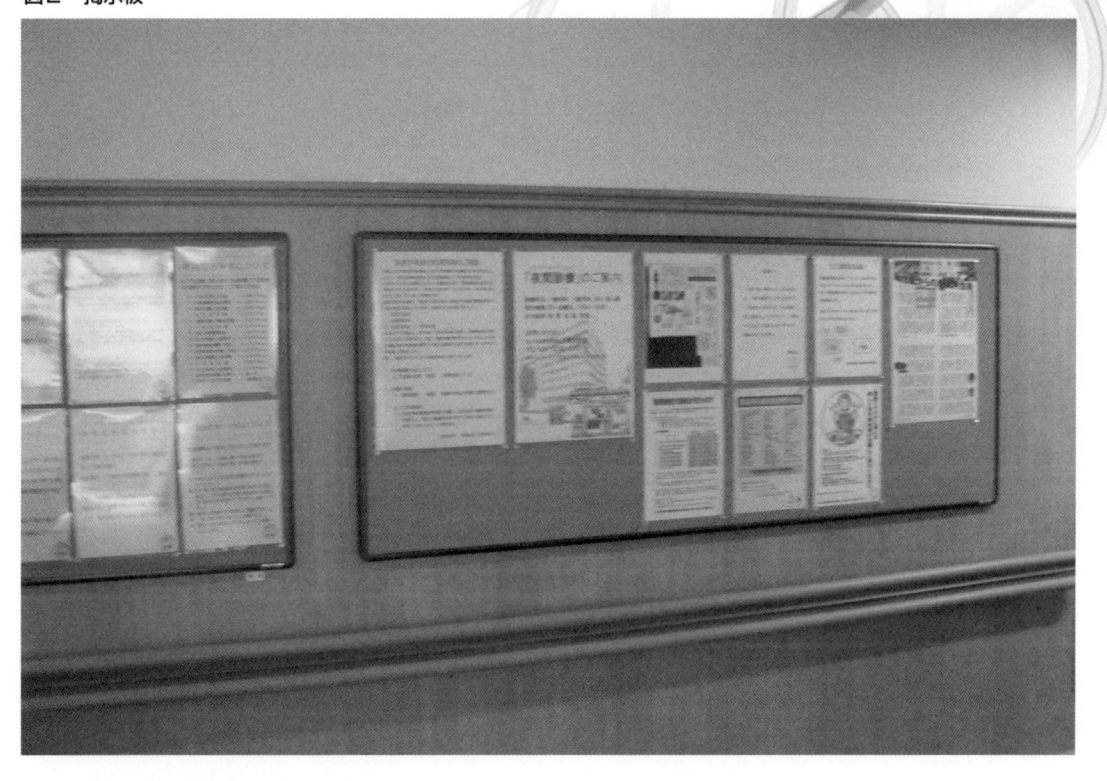

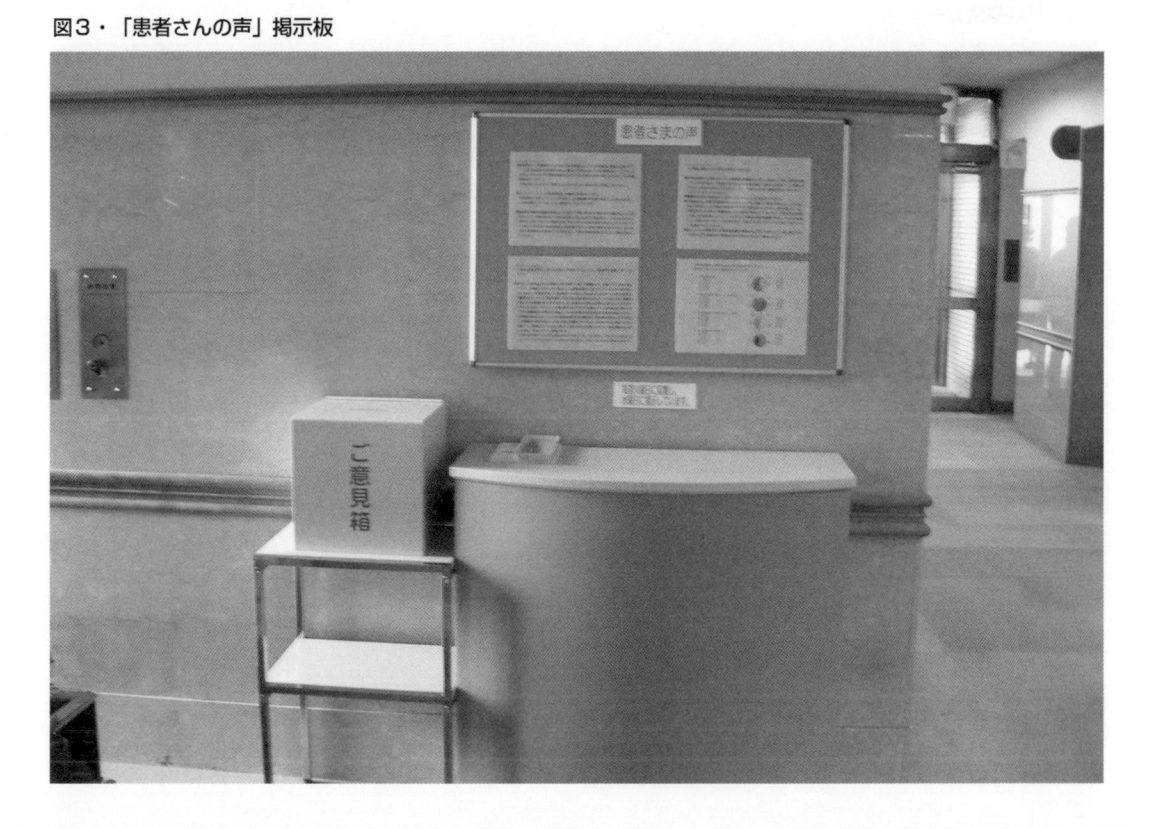

図3・「患者さんの声」掲示板

写真左側は光ってしまいデコボコしているようにみえますが、実際は非常にきれいです。きちっと上を揃えて、四隅をきちんと貼って掲示します。間違っても絆創膏で貼ったりしてはだめですよね（笑）。そういうことはやめたほうがよいのではないでしょうか。

図3は、「患者さんの声」の掲示板です。毎週毎週入れ換えています。こういうところにも無駄な掲示は一切していません。**図4**は携帯電話コーナーです。非常口は物が置けないため、ここの絨毯の色をちょっと変えまして、携帯電話コーナーにしました。Ver.5.0の審査時は結構好評だったように思います。

規則やマニュアルなどの作成にも細かい配慮が不可欠である

準備の実際その3として、規則、規程、マニュアルなどをつくらなければなりません。この際、絶対忘れてはいけないことは、施行日や改定日を必ず記載しなければいけないということ

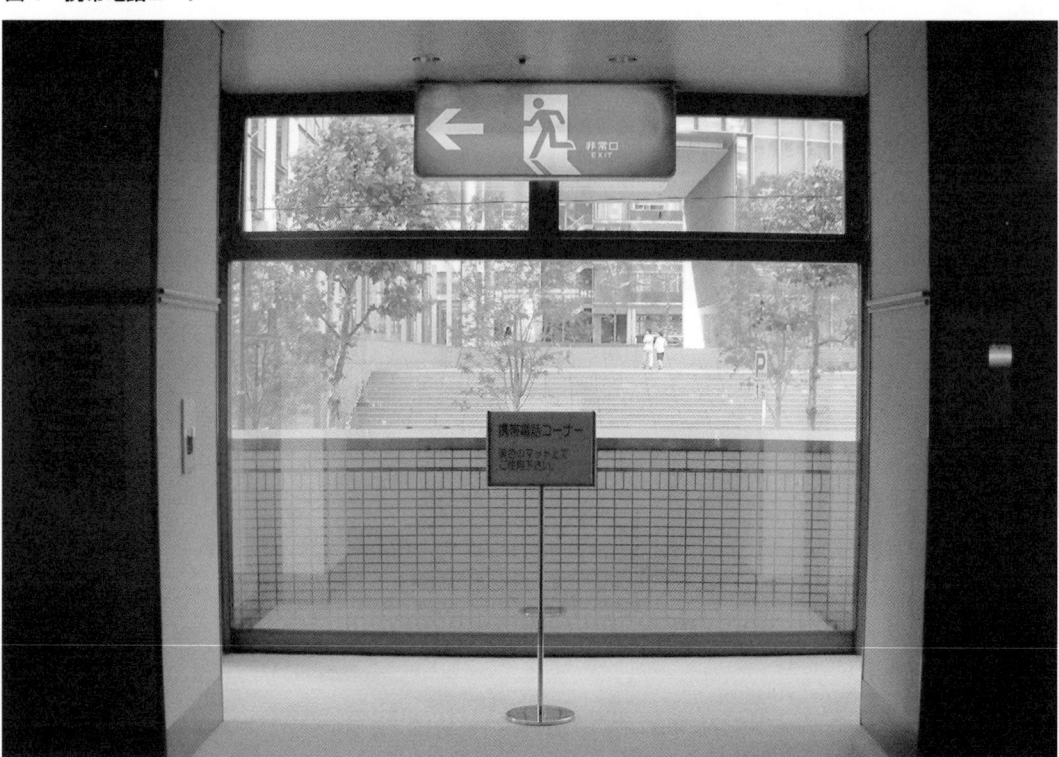

図4・携帯電話コーナー

です。やはりフローチャートなどを使ったわかりやすいものがよいと思います（指揮命令伝達系統、医療事故発生時の対応、ご意見箱取り扱いのフローチャート）。

また、該当部署がなくても機能があれば必要なマニュアルを作っておくということも大事ですね。例えば、当院は二次救急をしていません。しかし、「具合が悪くなった患者さんがお宅の病院に救急車で運ばれたらどうしますか、どのように対応しますか、マニュアルはないのです

か」ということが問われます。緩和ケア病床はありませんが、「がんの患者さんはいないのですか、末期がんの方はいないのですか」ということです。ICUもありません。

「ICUはありませんが、リカバリールームがありますよね。リカバリールームの入室基準は何ですか。退室基準は何ですか。誰が判定しますか」ということで、ゾッとしますけど（笑）。やはり作っておいたほうがいいですね。

図5は我々の例で、ご意見箱の取り扱いマニ

図5・ご意見箱取り扱いマニュアルとフローチャート

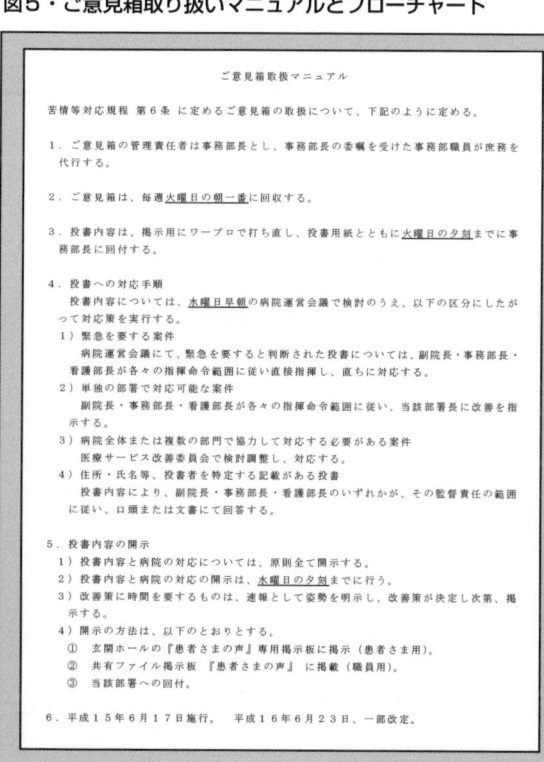

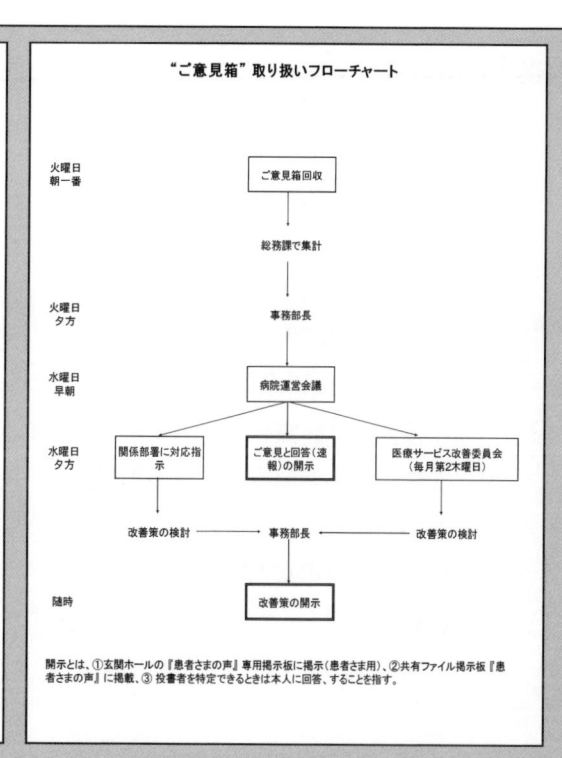

ュアルです。フローチャートも用いて、わかりやすくしています。

会議・委員会などの記録・実績を詳細に残しておくことが大切

準備の実際その4として**(表3)**、規則をつくったら、それに則った実績を残すことが大切です。最低1年以上用意しなければいけません。会議、委員会、科内カンファレンス、小さなミーティングの議事録も、きちんと残しておいた

ほうがよいでしょう。CPCや職員研修会などの開催記録もですね。職員研修会における接遇、診療録開示の意義、倫理ということは非常に難しいです。接遇は、先ほどの医療関連業者のサービスを利用しました。倫理については、当院の副院長がある方をご存じで、何とかなりました。

2)-④が落としがちですよね。業務委託をしているなら、その業務委託先の職員や派遣職員に対しても職員研修を行って実績を残さないと

表3・準備の実際（1～3）

準備の実際（その4）

4. 規則・規程・マニュアル等に沿った実績作り＝記録を残す（1年分）

 1) 会議・委員会・科内カンファレンスなどの議事録
 2) CPC・職員研修会等の開催記録
  ①接遇 ②診療録開示の意義
  ③倫理 ④業務委託・派遣職員への研修
 3) 院外研修等の参加実績集計 出張報告書
  ※他職員へのフィードバックシステムは？

表3・準備の実際（4～5）

 4) 患者安全管理関係
  ①（事故・状況）報告書の提出状況
  ②改善事例のリスト
  ③e-コール発動実績
  ④医療事故対策特別委員会の開催記録
  ⑤医療事故を起こした職員への免責範囲、精神的バックアップ体制

 5) 院内感染防止対策関係
  ①感染性廃棄物のゴミ箱
  ②処理手順

いけないということです。

　院外研修などについては、参加実績ぐらいはきちんとExcelで集計しておかないといけません。出張報告書もきちんとしておきましょう。いちばん困るのは、「その人が出張して得た情報をほかの職員にどのようにフィードバックしますか、そのシステムはどうなっていますか」ということであり、当院は院内LANの掲示板に掲載することにしました。

表3・準備の実際（6〜10）

6）苦情や「患者さまの声」に対する対応
　①個別回答の事例（手紙等による回答）
　②具体的な改善事例、方針、プロセス

7）医療相談実施記録

8）医療連携実績

9）事業計画・予算書の作成過程
　各部署の意見を反映させているかの検証

10）人事考課・自己評価の実施記録

医療安全や患者の声への対応も非常に重要に扱われている

　医療安全関係は、非常に重要ですね。院内感染防止については、「感染性廃棄物のごみ箱に、ちゃんとハザードマークが付いていますか。いっぱいになったごみ箱を、まさかナースステーションに一時保管なんかしていないでしょうね」ということだと思います。

　患者さまの苦情や声への対応も、非常に重要に扱われているように思いました。「ちゃんと個別に回答した事例がありますか。あったらみせてください」、また「具体的なご意見に従った改善例はありますか。どういう方針で行っていますか。プロセスはどうなっていますか」ということですね。

　9）は、事業計画・予算書の作成過程で「各部署の意見をきちんと反映させていますか」ということですね。当院は科ごとにヒアリングしていまして、その際に使った資料を、殴り書きで汚くても構いませんから、一緒にファイルしておきました。

　当院には、各種委員会が25種類あります。これ1年分全部の議事録が必要だということです。**図6**は、職員研修会の記録ファイルの1例ですが、せっかくポスターを作りますから、掲示したものでもよいので保管しておきます。そのポスターやまとめの報告書、その日に配

図6・職員研修会の記録

職員研修会の記録

医局会における医療事故防止医師向け講演会

**最近の医療事故の現状、
事故発生時の対応、医師の責任**

下記のとおり、医師向け研修会を開催いたします。この研修会は、病院機能評価で必須項目です。医師の出席数も報告しますので、必ずご出席ください。

記

日時：平成16年1月26日（月）
　　　16：30～17：00
場所：9階会議室

医局会における医療事故防止講演会
最近の医療事故の現状、事故発生時の対応、医師の責任

日　時：平成16年1月26日（月）16:30～17:15
場　所：杏雲堂病院9階会議室
講　師：高橋院長
参加者：19名（内訳は別添の出席簿のとおり）

［講演会概要］
　講演内容は、別紙資料のとおりであるが、以下にポイントをまとめた。
1．表面に出ない医療事故・医事紛争は、年間12,000件と推定される。
2．医療事故において、医師は民事責任、刑事責任を問われる他、行政処分を受けることもある。
3．行政処分に係る医道審議会の最近の考え方では、刑事事件にならない場合も明確な義務違反があれば、処分の対象となる。
4．「異常死」に係る法的規定はないが、法医学会の死体検案マニュアルで、以下のとおりガイドラインを示している。
　1）注射、麻酔、手術、検査、分娩などあらゆる診療行為の比較的直後における予期しない死亡
　2）診療行為自体が関与している可能性のある死亡
　3）診療行為中または比較的直後の急死で、死因が不明の場合
　4）診療行為の過誤や過失の有無を問わない
5．医療事故訴訟では、何らかの形で原告の訴えが認められることが多い（過去5年では、73％）。
6．当院における医療事故防止体制について、以下の点を改善する必要がある。
　1）リスクマネージメント部会の部会長を選出のこと
　2）診療各科にリスクマネージャーを配置のこと（現在、医師は3人のみ）
　3）「医療事故対策特別委員会」設置に必要な体制を整備すること
7．重大事故発生時の医師の対応マニュアル概要は、以下のとおり。
　初動体制 → 院内報告 → 医療事故対策特別委員会 → 事故調査委員会

以　上

った資料、名簿などをコピーしたものでの出席簿（汚くて構わないと思います）、などを付けて、全部ワンセットにして1回分の研修会の記録としてファイルするということです。

■ 準備中や不完全な項目でも 途中経過・方針を明らかにしておく

　そのほか、少し印象に残ったことを挙げてみます。①患者・医療従事者とのパートナーシップ、これも非常に困りましたね。次に、②身体抑制にかかわる方針、基準などの明文化、③緩和ケアにかかわる方針、基準、マニュアル、④大規模災害に対する体制。また⑤個人情報保護法が4月1日から施行されますので、「セキュリティ対策はどうですか、方針・規定はできていますか、職員教育を行っていますか」といった点は、もしかしたら重要かもしれません。

　⑥準備中や不完全なものもありますが（例えば1回か2回の議事録しかできていないというものもあるかもしれませんが）、それでも一応きちんと途中経過なり方針なりを書き、ファイルにしておくことが大事かと思います。

■ 書面審査調査票は膨大な量であり、 記入には時間的な余裕がほしい

　準備の実際その6として、受審の2か月前になりますと書面審査調査票を提出します。この書面審査調査票というものは、施設基本票、部門別調査票、診療機能調査票、経営調査票、自己評価調査票といろいろあります。膨大な量で

す。記入がたいへんですので、時間的余裕を持ちましょう。最低1か月はやはりみたほうがいいのではないでしょうか。「会議や委員会の組織図を出してください」ともいわれました。病院全体の組織図というものはよく出していますが、どうやるのかなと思いました。また、いろいろな統計・実績も全部過去1年分を出さなければいけません。また、該当する部署がなくても機能があれば、それに当てはまるものは回答しなければならないということも大切です。

図7は、当院が作りました委員会の組織図の一例です。「5番目の委員会で院内感染対策委員会、毎月第2月曜日17時から開催。病院長が委員長で、院内感染担当副院長が実施委員長で、委員がこうなる」ということです。

自己評価合同発表会を定期的に行い、準備状況の報告と周知徹底を図る

準備の実際その7として、その後、毎週3回、自己評価合同発表会というものを行いました。この会には理事長や院長、そのほか役員の方々にもご出席いただきました。月水金、月水金、週3回はきついですね、けっこう（笑）。でも、やると決めたら必ずやるということです。その理由は、準備状況の報告と周知徹底です。要するに、短い時間の間に皆一生懸命準備しますから、よそで準備した立派なものをほかの人が知らないといけないわけですね。

そういうこともちゃんと周知徹底する必要がありますし、ケアプロセスに関しては病棟ごとに自己評価をしますが、幹部が整合性をチェックする必要があります。そして、できれば想定問題の回答集などをつくると完璧ですね。

図7・院内感染対策委員会

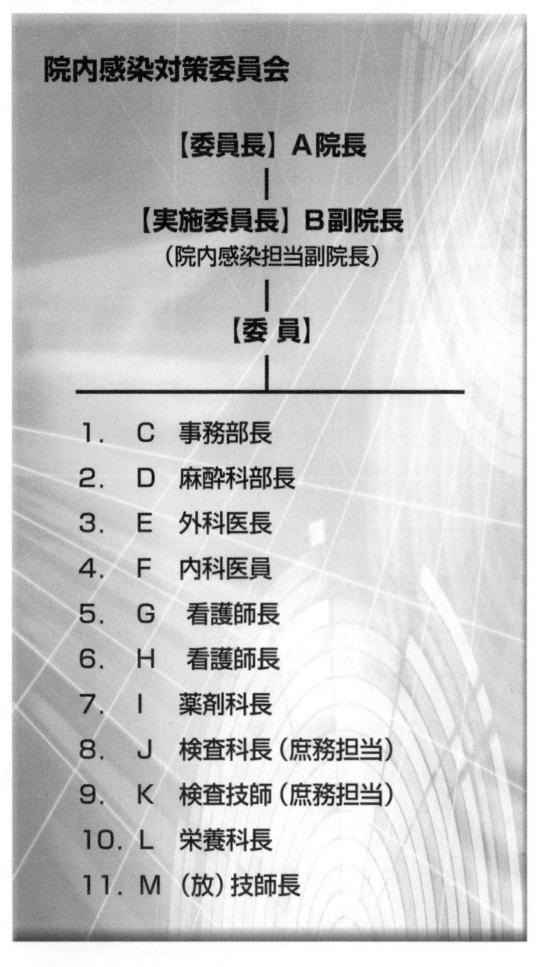

院内感染対策委員会

【委員長】A院長
｜
【実施委員長】B副院長
（院内感染担当副院長）
｜
【委 員】

1. C　事務部長
2. D　麻酔科部長
3. E　外科医長
4. F　内科医員
5. G　看護師長
6. H　看護師長
7. I　薬剤科長
8. J　検査科長（庶務担当）
9. K　検査技師（庶務担当）
10. L　栄養科長
11. M　（放）技師長

図8・監督官庁の立入検査時の記録ファイル

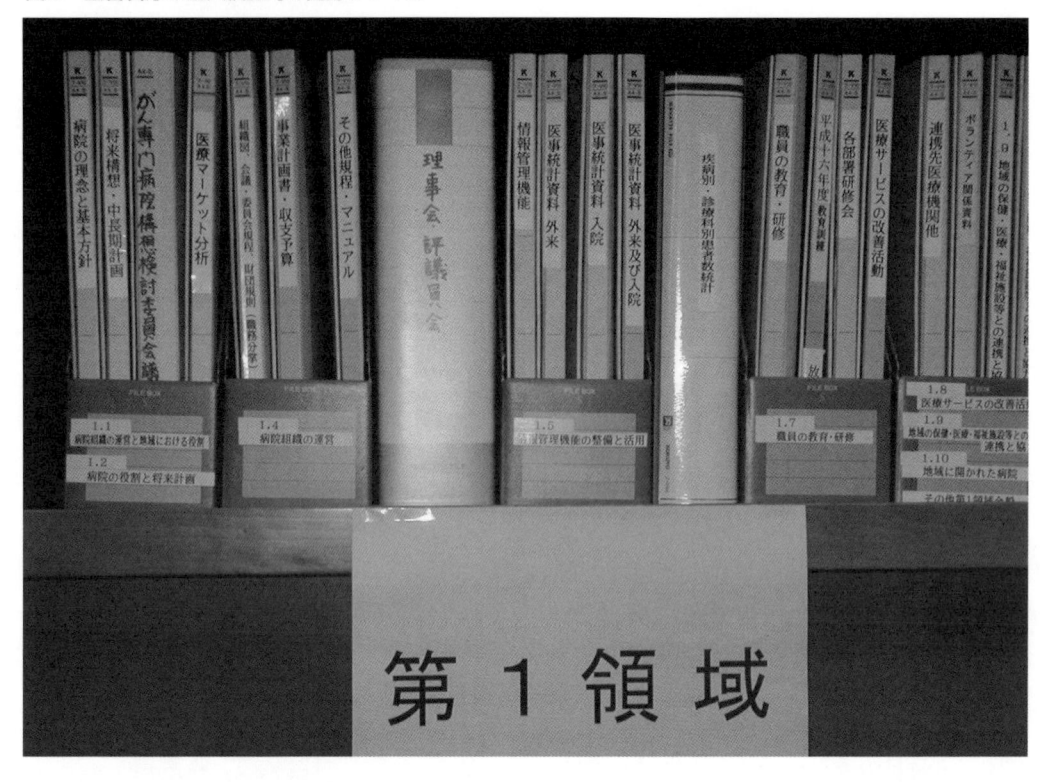

実際に行っていることは遠慮せず、受審時に堂々とアピールする

　準備の実際その8として、いよいよ、「訪問1日目に確認する書類」をいろいろ準備しなければなりません。書類は、サーベイヤー（評価調査者）の方にわかりやすくすることが大切です。

　目次を作成したり、項目ごとに口取り紙や付箋紙などを付けて、すぐみられるようにしておきましょう。かつ、実際に行っているものは、遠慮せず、すべて参考資料として堂々とアピールするということが大切です。当院は、監督官庁の立入検査の記録をファイルしておきました。案外、監査の成績がよかったためであり、3、4年分をまとめてファイルにしておきました。そして、もし訪問審査の日に何か指摘されたら、それについては必ず回答することが大事だと思います。**図8**が、我々の用意したファイルです。

　書類審査1日目にいろいろ間違いなどを指摘されましたので、すぐに調べ、2日目の朝に**図9**のような形で修正リストを提出いたしました。

　準備の実際その9として、受審3週間くらい前になると、「訪問審査当日の進行表を提出しなさい」となります。やはり効率よく回れるようにして、隠さないで、いいものは全部みていただいたらよいと思います。領域別面接や部署訪問もありますが、やはり実務のわかる職員が同席し、必ず回答（資料を提示）しないといけ

図9・書面審査調査票及び規程等その他修正のリスト

平成16年7月26日

書面審査調査票及び規程等その他資料の修正リスト

1．施設基本票　19/26ページ、　12　職種別・部門別職員数(3)
　　社会福祉士　0名　→　1名、事務職員　13名　→　11名、常勤職員合計　222名→
　　221名　に修正（資料1）

2．施設基本票　22/26ページ、　19　外部委託実施状況
　　19-11　その他（　　）　→　その他（警備、廃棄物処理）　に修正（資料2）

3．リカバリー室使用基準
　　組織上の正式な決定機関の承認を得ていなかったので、7月28日開催の病院管理会議
　　で承認を得、周知徹底することとした（資料3）。

4．看護職員の評価基準（課業分類表）の運用手順
　　日付の記載がなかったので、記載した（資料4）。

5．医療ガス安全管理委員会規程
　　規程では、年1回開催となっているが、本年度既に2回開催されており、規程と実態が
　　一致していなかったので、年2回以上として整合性をとり、7月28日開催の病院管理
　　会議で承認を得、周知徹底することとした（資料5）。

6．労働安全衛生規程（含む、委員会規程）
　　委員会の委員に従業員代表が含まれていなかったので加えることとし、7月28日開催
　　の病院管理会議で承認を得、周知徹底することとした（資料6）。

7．病院平面図
　　デイルーム及び配膳車用エレベーターのドア記載漏れがあったので、いずれも追加した
　　（資料7）。

8．抗菌薬の使用実績一覧
　　最近の実績が集計されていなかったので追加集計し（資料8）、今後は、適正使用に活か
　　すこととした。

以上

ません。質問例は、「職員検診の受診率は？」「予防接種の接種率は？」「看護師の離職率は？」「職員の喫煙率は？」「年間の労働時間と超過勤務時間は？」など、いろいろ考えられます。こうした際、「職員の検診率どれぐらいですか」「A君を呼んでください」や、「予防接種の接種率はどれくらいですか」「B君を呼んでください」では、だめですね。やはりもう最初から用意しておいて、「どうなっていますか」と聞かれたら資料を提示するということが必要なのだと思います。

とうとう審査結果が届き……、再審査に向けてさらなる改善を

　そうしたことを行ってきまして、いよいよ、ちょっと声が小さくなりますけれども（笑）、審査結果（**図10**）が3か月後に参りました。認定証につきましては「別添の改善要望事項が改善されてから交付することが適当である」という結論でした。別紙の内容は、改善要望事項として「1. 受動喫煙の防止を徹底してください。（3.6.4）」、留意事項として「1. リハビリテーション部門の適切な運営を検討してください。（4.14.2）」「2. 全職種についての人事考課を適切に行ってください。（6.1.3）」というものであり、改善要望事項があったために我々は認定留保になったということです。

　なお、せっかくVer.4.0とVer.5.0の両方を受けましたので、評価を少し比較してみます。すると、やはり非常によく一致しています。評価5はモデルになるような素晴らしいという点数ですが、当院はありませんでした。評価4が両方とも31％、評価3が両方とも60％台ですね（Ver.4.0が68％、Ver.5.0が62％）。実は、これには少々バイアスがかかっていまして、Ver.5.0の試行調査を受ける際に「少し厳しめに採点をします」といわれました。というのも、Ver.5.0で非常にいい点をとって本番で落ちたら、落ちたわけですが（笑）、目も当てられないということです。

　2か月前にこの試行調査を受けまして、1か月後に報告書をいただきました。中項目の2という評価が17個ありました。「これはいかん」ということで、一生懸命改善しました。この17のうちの15は3になりました。2個は改善されないまま、ここでも評価2でした。その2個が、先ほどの留意事項のリハビリと人事考課でした。

　本審査で新たに評価2と判定された項目が一つできてしまいました。それが改善要望事項で、認定留保になったわけです。くよくよしても仕方ありませんので、すぐに切り換えて再審査であります。

　再審査までの流れを説明します。審査があってから3か月後に、先ほどおみせしました審査結果の通知が来ます。そして審査から6か月後

図10・審査結果

```
財日医機評第433号
平成16年10月19日

佐々木研究所附属　杏雲堂病院
病院長　髙橋　俊雄　殿
                                                    2004年10月18日
                                                    H2004-02934
                                                    佐々木研究所附属　杏雲堂病院

            財団法人日本医療機能評価機構
            理事長　坪　井　栄　孝        [改善要望事項]
                                            1．受動喫煙の防止を徹底してください。(3.6.4)
         病院機能評価の審査結果について
                                         [留意事項]
拝啓　時下、ますますご清祥のこととお慶び申し上げます。
当機構の病院機能評価事業にご参加いただき、厚く御礼申し上げます。    1．リハビリテーション部門の適切な運営を検討してください。
さて、10月18日の評価委員会における病院機能評価に関する審議の結果、      (4.14.2)
貴病院は下記のとおりとなりますので、お知らせ申し上げます。      2．全職種についての人事考課を適切に行ってください。(6.1.3)
                                        敬具
                      記

    認定証につきましては、別添の[改善要望事項]が改善されてから交付
  することが適当であるという結論となり、今回は認定留保となりました。
    「審査結果報告書」は、後日、貴病院宛ご送付申し上げます。
    [改善要望事項]に対する取組みに際しては、[留意事項]および「審査
  結果報告書」における指摘を十分に踏まえて、対応していただきますよう
  お願い申し上げます。
    当機構では「窓口相談」を設置して、より具体的なご相談に応じており
  ますので、ご予約の上ご利用いただければ幸いです。
                                        以　上
```

に審査結果報告書という詳しい報告書が送付されてきます。これを受理してから1年以内に再審査を受けるということになっています。審査対象は、再審査の場合は①改善要望事項、②留意事項、また③これらに関係ないところでもし中項目で評価が2以下のものがあれば、それらすべてが審査対象になる、ということだそうです。「改善要望事項についてはきちんと改善しなさい」、そのほかの二つに関しては「途中経過でも構いませんから報告をしてください」ということでした。

　幸いにも当院は、この③がなく、改善要望事項1項目と、留意事項2項目だけでしたので、今一生懸命再審査に向けて頑張っている段階です（編集部注：平成17年7月に同病院は認定を取得されています）。ご静聴ありがとうございました。

Part 2 病院機能評価を考える

第3回最強の医療戦略セミナー
（2005年2月17日）

病院機能評価の現況と今後について

病院機能評価の審査は増加しており、全国の病院が熱心に取り組んでいる。しかし、病院機能評価は試験ではない。日々の業務改善のためのツールであり、機会であり、受審準備によって一連の改善プロセスを提供しているのである。こうした本来の趣旨を再確認して大いに活用してほしい。評価する側からの全体的なポイントを明らかにする。

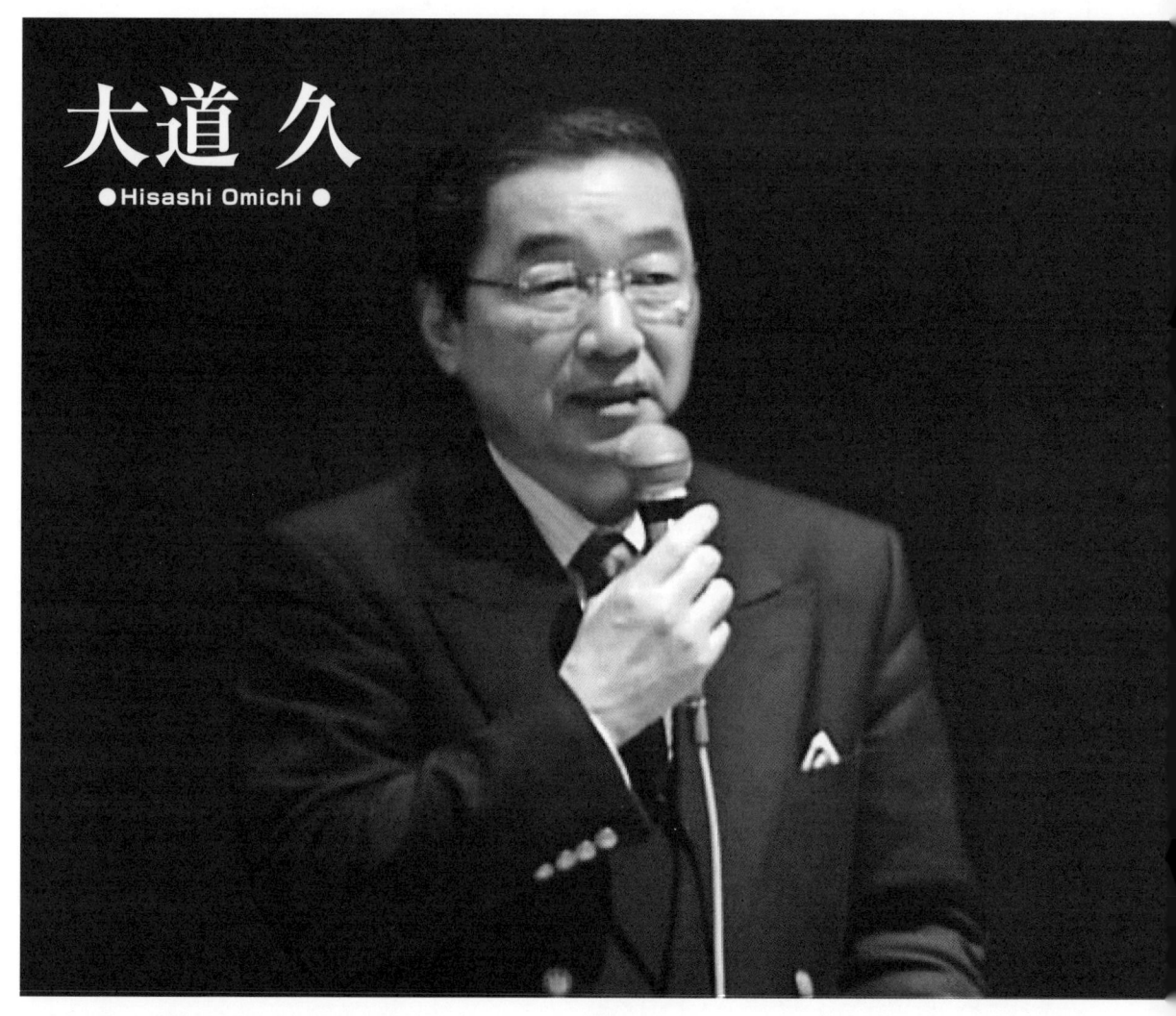

大道 久
● Hisashi Omichi ●

日本大学医学部社会医学講座医療管理学部門教授　1970年東京大学医学部卒業、1977年大学院博士課程修了、国立病院医療センター、厚生省医務局併任。1989年から日本大学医学部医療管理学教室教授、2002年から名称変更により現職。日本病院管理学会理事長、日本プライマリ・ケア学会医学会会長、日本医療機能評価機構理事ならびに評価委員長などの重職を務める。

機能評価を受審する病院は大幅に増えている

　最初に、事業の概要を簡単に確認させていただきます。この病院機能評価なる事業は平成9年に始まって、平成17年で8年目が終わろうとしているのですね。当初は100病院台で推移しましたが、ここ2、3年はたいへんな数になりました。現在、平成16年度の終期に入っていますが、本年は612病院が本審査で、あと若干の付加機能審査というものが14行われる状況です。例えば、訪問審査の2月実施予定は87病院、3月は85病院と、毎日五つ、六つの審査が行われているわけで、たいへんな数です。平成17年度についても、実は2004年暮れの段階ですが、もう312入ってきました。平成17年度も600病院が予定されていますが、新規事業などもあり、業務は相変わらず上昇傾向にあるといってよろしいでしょう。

　申請しますとサイは振られて、もう本体の訪問審査日が決まります。2004年暮れ段階での申請数は、全部で2,372病院です。わが国の病院が今約9,100ですから、約26％がすでに受審を申請しているということです。これは累積数であり、認定証を取得されている病院が今の段階で1,503です。したがって残りの800病院は今、お待ちいただいているのですね。あるいは1回審査を受けられて、いわゆる再審査を待っていらっしゃる病院もあろうかと思います。

機能評価は決して試験ではない！受審準備を重ねることが大切

　評価について、よく「どうもなかなか通らない」とか、何か試験に例えられて「合格できない」といった向きもありますが、これはある種の誤解です。初回審査では確かに今、すんなり通られる病院も3割ぐらいありますが、再審査によって、おおむねすべての病院が認定されています。そして、認定病院の88％もの多くの病院がウェブ上で審査結果の公表に同意をいただいています。多くの病院が公表する中で自分たちの病院だけ公表しないと、「何かあるのではないか」と逆に思われたりしますので、多くの病院は公表します。そこに2と付いたまま、留意事項として認定されてしまうと、そのまま3年、5年過ぎてしまうことがありえますので、むしろしっかり審査を受け、先ほど神田先生のお話にもありましたように、評点2と付いた項目は再審査でしっかりリスコアがされればよいわけです。3になり、場合によっては4になりますから、再審査をしっかり受審して、指摘された改善要望にお答えいただき、3または4にしていただいてそれが公表されれば、それがその病院の実情だということになります。いい状況になってしっかり認定証を取得することが、ポイントなのですね。

初回の一発で通ることが、何かいかにもよいようにどうしても聞こえがちですが、私の立場からも、1回留保になった病院が1回で通られた病院よりも一等落ちるなどとは全然考えていません。例えば、先ほどお話しのあった杏雲堂病院の場合（p54）、喫煙の状況がいまひとつだったのですね。ほかの本体医療機能は素晴らしい。そこだけで留保ですが、しっかりご対応いただければ2が3になる、場合によっては4になるわけです。まずはしっかりと手順を踏んで粛々と準備を重ねて本審査を受け、第三者の立場であるサーベイヤー（評価調査者）に問題点を指摘されたら、そこを重点的、集中的に改善いただければよいわけです。「合格しないのではないか！？」などとビクビクされるのは思い込みです。どうぞご遠慮なくお受けになったほうがよろしいと思います。

機能評価の申請率と認定率は西高東低？

　旧国立大学病院はもう6割申請しています。日赤、済生会は7割、8割近くまでになっています。民間の病院を含む、そのほかでも平均して22％まで来ているという状況ですから、おしなべて多くの病院が熱心にお取り組みだということです。

　表1は、都道府県ごとに受審状況をみた表です。当該県内での病院数で何病院が申請しており、その中で認定を取得された病院がいくつか、ということを示しています。県内の病院の中で何割の病院が申請したかという申請率は、平均値が約26％です。都道府県によって若干の差があり、石川県や東京都はもう3割超えているのですね。こうした中で、三つの病院に一つは認定となると、どちらの病院も認定証をいずれ取得されるでしょうという状況まで来ましたので、たいへん関心が高いということだと思います。

　西日本のほうは、この申請率と認定率が比較的やはり高めに出ています。つまり、都道府県でたいへん熱心な病院は西のほうに多いということだと思います。申請率は多ければ基本的にはよろしいのですが、こうした点を各都道府県いろいろと関係団体が気にしておられるようです。今後の流れを踏まえれば、どうぞこの点もご参照ください。

診療報酬制度と評価認定が関連する内容とその問題点

　診療報酬制度で認定とかかわる部分が、平成14年の改定において出てきました。すなわち、
①一般病床における緩和ケア診療加算の要件として、悪性新生物・HIVの特定病状、緩和ケア・チームとともに、病院機能評価への受審申請が要件として追加されました。
②緩和ケア病棟入院基本料の施設基準に専任

病院機能評価の現況と今後について

表1・全国病院機能評価受審状況（平成16年12月31日時点）

都道府県名	全病院数	申請病院数	審査終了数	認定数	申請率%	認定率a%	認定率b%
北海道	633	111	87	76	17.54	68.47	87.36
青森県	109	16	13	12	14.68	75.00	92.31
岩手県	109	16	12	10	14.68	62.50	83.33
宮城県	147	26	23	21	17.69	80.77	91.30
秋田県	80	13	10	8	16.25	61.54	80.00
山形県	69	18	12	12	26.09	66.67	100.00
福島県	152	43	35	23	28.29	53.49	65.71
茨城県	203	31	26	21	15.27	67.74	80.77
栃木県	117	25	21	17	21.37	68.00	80.95
群馬県	144	40	33	27	27.78	67.50	81.82
埼玉県	364	89	59	45	24.45	50.56	76.27
千葉県	293	62	51	42	21.16	67.74	82.35
東京都	666	200	164	125	30.03	62.50	76.22
神奈川県	360	101	76	60	28.06	59.41	78.95
新潟県	141	42	30	21	29.79	50.00	70.00
富山県	115	21	16	15	18.26	71.43	93.75
石川県	114	36	29	23	31.58	63.89	79.31
福井県	91	18	11	9	19.78	50.00	81.82
山梨県	63	13	12	11	20.63	84.62	91.67
長野県	139	41	28	19	29.50	46.34	67.86
岐阜県	113	30	28	24	26.55	80.00	85.71
静岡県	184	52	38	33	28.26	63.46	86.84
愛知県	357	87	66	59	24.37	67.82	89.39
三重県	115	31	28	19	26.96	61.29	67.86
滋賀県	63	24	15	12	38.10	50.00	80.00
京都府	179	49	32	24	27.37	48.98	75.00
大阪府	556	157	120	102	28.24	64.97	85.00
兵庫県	354	134	113	93	37.85	69.40	82.30
奈良県	77	17	14	9	22.08	52.94	64.29
和歌山県	93	15	9	5	16.13	33.33	55.56
鳥取県	46	16	13	10	34.78	62.50	76.92
島根県	59	20	16	10	33.90	50.00	62.50
岡山県	189	55	47	40	29.10	72.73	85.11
広島県	264	80	56	45	30.30	56.25	80.36
山口県	152	42	34	29	27.63	69.05	85.29
徳島県	127	29	20	14	22.83	48.28	70.00
香川県	106	25	20	18	23.58	72.00	90.00
愛媛県	153	33	27	23	21.57	69.70	85.19
高知県	143	33	23	18	23.08	54.55	78.26
福岡県	482	163	137	114	33.82	69.94	83.21
佐賀県	112	32	27	18	28.57	56.25	66.67
長崎県	171	38	28	24	22.22	63.16	85.71
熊本県	223	63	46	38	28.25	60.32	82.61
大分県	166	31	17	15	18.67	48.39	88.24
宮崎県	152	30	20	10	19.74	33.33	50.00
鹿児島県	283	79	55	45	27.92	56.96	81.82
沖縄県	94	37	28	24	39.36	64.86	85.71
合　計	9,122	2,364	1,825	1,472	25.92	62.27	80.66

a　認定数/申請病院数
b　認定数/審査終了数

表2・認定病院の広告と広報

認定病院の広告と広報

● 医療法の改正における評価結果の扱い
　―検証可能な事実に関する情報提供の考え方
　―当機構の認定病院であること、具体的な評点、示したい所見について広告可能

● 評価結果のどこまでの情報を公表するか
　―従来から病院の責任による報告書開示は推奨
　―機構と契約してネット上で全評点と総括の公開
　―臨床指標などアウトカム評価結果公表の期待

● 求められる審査の一層の客観性と公正性

医師、1.5対1看護、8m²以上、個室50％以上などとともに、同様の要件が追加されました。③外来化学療法加算の要件は、平成16年度から廃止されました。

緩和ケア病棟は実質的には認定がないと開設できません。逆に、診療報酬をとりながら、2回目に認定を取得できなくなるとたいへん厄介なことになりますので、しっかりご対応いただくしかないという状況です。

「こうしたことは、今後拡大するのではないか？」など、さまざまな憶測といったものが飛び交っていますが、日本医療機能評価機構はまったくかかわりのないことです。国が、こういう一公益法人の事業を利用しているわけで、いいとも悪いとも申し上げにくいのです。

当時、このお話も唐突に出てきて、正直ちょっと混乱したのですが、少し長い目でみていただければ、確かに質を経済評価するということですので、こうした方向があるとは思います。

直近は、やはり医師臨床研修関連のさまざまな制度運用が始まったばかりですし、今後のことを考えますと、研修病院になるにはやはり認定証を取得していただいたほうがよいですね。研修病院になることで医師の確保につながることがありますから、そういう意味では確かに認定の取得は大事なことでしょう。

■認定病院の広告が大きな流れとなり、評点までウェブ上で公開される

広告や広報とのかかわりは、たいへん大きな

流れになっています(表2)。現在、医療法による法的な規制も大幅に緩和といいますか、ほとんど撤廃に近いことがなされ、加えて認定の事実、審査結果報告書あるいは評点、これらすべてが広告可能事項です。しかし、自ら広告するよりも、認定団体そのものがウェブ上で合意のうえ公表するほうが客観的なデータが外に出るというわけです。

現在は、もう1,000以上の病院の審査結果報告書の5段階評点と総括所見が全部オープンになっています。国民誰でもアクセスできます。したがって、興味がありましたら、ブラウザ上で、「JCQHC」というキーワードを入力し当機構のウェブサイトへアクセスしていただければ、膨大な報告書を閲覧することができます。

月間、数万件のアクセスがあります。"国民の皆さんのために"という趣旨でしたが、実際はウィークデーにアクセスが多いのです。ウィークデーということは、休日にはご覧にならないというか、結局誰がみているのだ、と(笑)。医療機関が皆みているのですね。たいへんなアクセス数です。本日、受審のご体験談をいただきましたが、生身の総括所見や評点が今のような状況でみることができるということは、世界でも類がありません。日本は思い切りがいい国で、そこまでやるか!といった面がありますが(笑)。いったいどのようになっているのかなということは、ぜひこのウェブサイトをご覧いた

だければ本当のところがわかります。

Ver.5.0の方針と旧Ver.との関係。Ver.4.0を受ければVer.5.0は受けない

私は先ほどの話(p54)に追加して、Ver.5.0の開発方針を紹介します。
①現行Ver.4.0の評価項目そのものは改定しない、
②評価項目数は重複を省き、結果として約1割減少、
③現行Ver.4.0の第4・第5領域後半のケアプロセスを統合、
④看護部門を病院組織の一部門として位置づける、
⑤数領域に分散していた外来部門を包括・独立、
⑥透析機能と内視鏡診断の安全性の小項目を追加、
というのが方針です。

Ver.4.0を受けた病院はVer.5.0を受けることはないのです。更新審査といって2回目を受審される病院もあるかもしれませんが、多くの場合3.1、場合によっては2.0という旧バージョンを受け、今度Ver.5.0になるという病院もあります。かなり変わりましたので、しっかりご準備いただかないといけません。ただ、「Ver.4.0を受けるつもりでVer.4.0でしっかり準備したが、ちょっと時間が間に合わなくて期を失した」などと、Ver.5.0にならざるをえないというような場合には、上記は若干役に立ちます。基本的にはVer.4.0と変わりがない、あるいは組み替えがあるなどは、先ほどご報告があったとおりです。

受審する準備の第一歩は
マニュアルと解説集を入手すること

　本日あれこれ説明するよりも、平成16年の暮れに販売を開始しましたVer.5.0の「解説集」を必ずお手元に置かないと準備ができませんので、ぜひお買い求めいただくことになります。

　また、書面審査というものが行われますが、それは別の「病院機能評価マニュアルVer.5.0」というものが同じ平成16年の暮れに販売開始されています。よって、受審に向けた準備の第一歩は、「解説集」と、書面審査に相当するさまざまな調査票が入っています「病院機能評価マニュアル」という2冊を入手していただくことです。

　「病院機能評価マニュアル」の書面審査調査票の中に自己評価調査票というものがあります。病院自身が準備の段階で自己評価をするのですね。先ほどのご報告のように、サーベイヤーが自己評価調査をもちろんしっかりみさせていただきます。しかし、それに引きずられることはあまりありません。当初はオール5という自己評価も結構あったのです。完璧に行って全部5だからっていうのですが、実際5という点はあまり出ません。逆に、自己評価で2が3分の2というような病院も正直ありました。これも「そこまで厳しくご覧にならなくてもいいですよ」ということですし、この判断の仕方など

も書いてあります。ぜひ準備の段階で自らの病院の状況をモニタリングする際にお役立てください。

業務記録はたいへん重要である！
単なる証拠ではなく、プロセス

　次に、評価項目の構成は**(表3)**、これも「解説集」とマニュアルなどをしっかりご覧ください。概要だけお話ししておきますが、まず病院組織の運営と地域連携など、まさに病院の基本的事項が問われます。その次に、患者さんの権利を尊重していることの趣旨と、安全確保の基本体制をお尋ねします。また、アメニティ、利便性などの療養環境条件、さらには、患者さんのお声をよく聞いているかなど患者サービスのことを聞きます。

　第4領域は病院の組織と運営であり、全部で18にわたる各部門の人員の配置状況、設備、機器などの整備状況を、教育研修や安全管理などを含めてお尋ねします。併せて、それぞれの組織の、すなわち構造的要件、ストラクチャーといいますが、人員配置、構造設備をまずはお尋ねしたうえで、日々の業務がしっかりと行われているかを評価します。そこで業務をじっとみているわけには正直いきませんので、適切な記録がとられているかが大切です。

「会議を開いていますか」という問いに、「もちろん開いています、定期的に行っています」と

表3・改定第5版評価項目体系の構成

改定第5版評価項目体系の構成

1. 病院組織の運営と地域における役割
2. 患者の権利と安全確保の体制
3. 療養環境と患者サービス
4. 医療提供の組織と運営
5. 医療の質と安全のためのケアプロセス
6. 病院運営管理の合理性
7. 精神科に特有な病院機能
8. 療養病床に特有な病院機能

いわれましても、「おっしゃるのは簡単ですけど、それなら議事録をみせてください」となるわけですね。

「記録、記録、記録」といわれると、「記録なんか一々とらなくても、やっていることはやっているのに」などと思われるかもしれませんが、単なる証拠というよりは、ご自身が記録をよく参照することがたいへん重要なわけですので、ぜひ記録をお願いします。実は、業務の遂行状況、つまりプロセスをみることにもなりますのでね。

マニュアル、指針、業務手順書の類も、しっかりとお取り揃えになることが必要です。これは安全管理上も重要です。こうした点が第4領域のポイントになります。各領域それぞれ専門性の高い領域も含まれていますから、ぜひ「マニュアル」ないしは「解説集」をお手にし、確認・点検をしながら準備をお進めください。

業務改善のツール・機会として機能評価を活用しよう

第5領域は、いわゆるケアプロセスといわれている領域です。各病棟では、患者さんの入院から退院に至る一連の手順に、各部門部署がそれぞれにかかわるわけですね。チーム医療や組織医療ともいわれているものに、マネジメント理論や、あるいは昨今バランスト・スコアカード法といった、かなり本質的な組織管理手法がどんどん入ってきています。こうした理論が背景にあって、さまざまな問いかけが並んでいます。主要な病棟に出向いて各病棟1時間半前後お伺いし、診療担当・看護担当がペアでお尋ね

することになっています。

　完璧を期することはもちろん望ましいことですが、うっかりしますと、ついつい取りこぼしがあります。例えば、病棟で向精神薬1類2類がほかの一般薬と一緒に管理されていたとなると、やはり法令違反でもあるし、さまざまな薬剤管理を問われている中で、まずいですね、となります。「ほかの5病棟全部よいのですが、6病棟目の1か所だけがだめでした」と指摘され、「1か所ぐらい見過ごしたらいいのでは」などといわれましても、やればすぐ直ることです。「せっかくの機会ですから、ぜひご対応ください」ということで、審査結果後の1、2か月でご対応いただければ、認定証が出るわけです。

　いずれにしても各病棟における一連のケアプロセスというものは、実は医療の本体行為です。ここの部分を的確に行うことで、質の高い、安全性の高い医療が実現できるわけです。この取り組みは、決して認定を取得するためではなく、日々の業務の見直しに役立てていただくということが趣旨です。確かに認定証を取得するという、ある種のステータスの意義はもちろんあるわけですが、日頃感じていてもなかなか解決できなかったことに的確に対応する誠にいい機会だと受け止めていただくのが、いちばん本当のところです。

　そのために、この病院機能評価はツールであり、道具立てであり、機会であり、さまざまな準備の一連のプロセスを提供しているのだということです。結構な額の評価料をいただきますので、これを大いに活用するという考え方をしていただくのが、そもそも当機構の立場であり、スタンスです。

　第6領域は病院の経営体、事業体としての合理性を問う領域であり、一連のものが並んでいます。また、精神科あるいは療養型病床を中心とした病院には固有の部分がありますので、この部分は付加的に適用しています。

第5領域ケアプロセスでは計画的な対応が基本である

　ケアプロセスは第5領域に該当し、表4～6にキーワードで並べています。まず病棟では**(表4)**、各病棟それぞれ医療の方針、責任体制の確認があります。計画的な対応が基本なのですね。成り行き、行き当たりばったりの医療は、今や経営的にもほとんど問題ありといいますか、とてもそんなことではまともな経営ができない状況になってきているわけです。しっかりとした計画が基本ですから、浮草稼業では、とても経営的にも耐えられません。計画的な対応を、かなり合理的にきっちりお尋ねしています。

　まず、患者の基本情報の入手とその伝達ということで、指示出し、指示受けなどは病院がいちばん苦労されていることかもしれません。紙伝票であれ、オーダリングであれ、しっかりと

表4・医療の質と安全のためのケアプロセス1

医療の質と安全のためのケアプロセス 1

● 病棟における医療の方針と責任体制
　1．診療看護の基本方針と目標の明確化
　2．医師・看護師の役割と責任体制
　3．臨床における倫理的問題への適切な対応

● 入院診療の計画的対応
　1．入院の目的、入院診療計画とその説明・同意

● 患者に関する情報の収集と伝達
　1．身体的・精神的・社会的な情報の収集・回診・記録
　2．確実な指示出し・指示受け、実施、医師の確認

● 評価（アセスメント）と計画 [全体の流れ]
　1．初期計画、他職種との検討、リスク評価、症例検討
　2．患者・家族の要望・意見の反映、説明と同意、記録
　3．計画の見直しと修正、患者・家族への説明、記録

した手順の確立がまずは医療安全上も当然ですし、さまざまな医療組織の活性化の基本になっているところなので、ご対応いただきます。

次に、その情報を適切にアセスメントして本体の計画に結び付けます。クリティカルパスないしはクリニカルパスが合理的であることはもちろんです。パスがすべてではありませんが、確かに合理性のあるところをしっかり受け止めていただけると、よほど的確に対応できるということになります。

先ほどから触れているケアの一連の過程(**表5**)は、医療と看護を中心とした過程がさまざまな場面で基本的にはそれぞれの病棟で問われるということです。あらましを目で追っていただき、詳細な解説が付いている「解説集」もぜひご覧いただき、その趣旨を受け止めて各病棟で確認をしていただきたいと思います。

患者とのコミュニケーションや感染管理がきわめて重要

基本は以上ですが、ケアプロセス、各病棟における安全管理、とりわけ感染管理がきわめて重要です(**表6**)。もう、これでMRSAといっても、合併症の肺炎でやむをえずお亡く

表5・医療の質と安全のためのケアプロセス2

医療の質と安全のためのケアプロセス 2

●ケアの実施 [各論の流れ]

1. 基本的ケア（清拭・入浴）、心理的支援、社会的支援
2. 検査の説明・同意、確実・安全な実施、迅速な報告、評価
3. 服薬の説明・教育、病棟の調整・混合、確実・安全な処方・投薬
4. 輸血使用の指針、計画、説明と同意、確実・安全な輸血の実施
5. 手術・麻酔の適用の検討、説明と同意、安全な実施、感染対策
6. 栄養の評価・検討・計画、栄養・食事指導、摂取支援・介助
7. リハビリ計画・目標、説明と同意、安全な実施、自立生活支援
8. 身体抑制の方針と適用基準、手順、説明と同意、診察と観察
9. 症状緩和・疼痛緩和の基準、評価と計画、適切な実施、記録
10. 緊急時の対応手順、非常用カート、教育・研修、定期的訓練
11. 療養の継続と退院計画、説明と同意、退院時要約
12. 終末期ケアの方針と計画、療養環境、看取りの検討
13. 逝去時の手順、患者・家族の意向、剖検の承諾と結果説明

なりになった、というような考え方はやはりよくない時代になります。CDCのガイドラインが出る、など感染管理上のさまざまな指針はあるわけですが、現場の運用には非常に難しい点があります。当機構は現段階では、決して教条主義的な厳しすぎる判定はしていませんが、しかし基本的なことはみせていただいています。

記録は、たいへん重要な課題です。医師および看護師が記載するそれぞれの診療の看護記録などについては、15分、20分などしっかりと時間をかけて、3冊ないし5冊、あるいはそれ以上みせていただいています。プログレスチャートにほとんどお書きいただけてないところは、どうしても目につきますね。あるいは、いわゆるインフォームドコンセントに関連した文書、これについても的確な対応、本当の意味で患者さんとのコミュニケーションが成り立ってないことがみてとれると、なかなか厳しい審査になります。本来の趣旨を考えよくご準備ください、あるいはこの際見直していただく部分があれば見直してくださいということです。薬剤・機器などについてもさまざまな議論がありますが、現実に今、病棟で運用されていることが多いので付加的に付いています。

表6・医療の質と安全のためのケアプロセス3

医療の質と安全のためのケアプロセス 3

- ケアプロセスにおける感染対策
  1. 手洗い、手袋・ガウン等の防護具
  2. 感染経路別予防策（結核、麻疹等、CVカテ）
  3. 抗菌薬使用指針、特別な抗菌薬の使用手順
  4. 感染性廃棄物処理、針刺し防止、発生時手順

- 診療・看護の記録
  1. 診療録・看護記録の適切で十分な記載、署名
  2. 同意書・検査結果・手術記録等のファイル化
  3. 診療録・看護記録等の一元的記載・管理、記録の評価

- 病棟の環境と薬剤・機器の管理
  1. 病棟の安全性と清潔管理、廃棄物処理
  2. 病棟薬剤の適切な保管・管理、麻薬・向精神薬、ハイリスク薬
  3. 医療機器の維持・管理、手順

表7・改定第5版の外来部門1

改定第5版の外来部門 1

- 外来部門の体制
  - 方針、地域における役割、連携
  - 外来看護の役割、責任体制、教育・研修
  - 機器設備の整備と安全管理
  - 外来薬剤の適切な保管・管理

- 外来部門の適切な運営
  - 診療録の記載、ファイル化、署名、守秘
  - ハイリスクの検査・治療の説明と同意
  - 患者・家族への療養指導
  - 治療・ケアの継続への配慮、要約・紹介状の活用、連携
  - 外来業務の改善、他部門の参加・他施設との検討

表8・改定第5版の外来部門2

改定第5版の外来部門2

- ●診療・看護の安全・確実な実施
  - ■ 検査、処置・手術の手順、指示出し・指示受け
  - ■ 実施中・実施後の患者の状態・反応の観察、記録
  - ■ 外来における感染管理、感染性廃棄物処理
  - ■ 内視鏡室の感染対策、清潔管理規程、防護具、洗浄・消毒、洗浄装置
  - ■ 透析室の感染対策、清潔管理規程、手洗い、穿刺時手袋、針刺し防止手順、廃棄物・汚物処理

　表7は外来部門の基本ですが、病棟をケアプロセスの視点でしっかりみせていただいています。外来についてもケアプロセスの考え方を含めて従来からあったのですが、これを補充整備した項目が並んでいます。Ver.5.0の新第4領域の最後に第18部門として外来部門というものが入ってきたわけですが、これはあって当然なのです。今までもあったのですが、部門として独立をさせたわけです。**表8**は、先ほどのストラクチャー的な部分に加えて、安全を含めたプロセスの部分です。

機能評価は病院が努力した経過もしっかりと確認する

　さて、いくつかのポイントをお話しします。まず、法令の遵守を挙げますが、これは当然のことです。
①医療法上の人員配置の標準—医師数・薬剤師数、地域特性、
②健康保険法療養担当規則施設基準—理学療法などのⅠ・Ⅱ・Ⅲ、食堂・談話室、
③委員会などの設置—衛生委員会、医療ガス安全委員会。

　医療法、あるいは健康保険法療養担当規則のさまざまな施設基準などについて満たされていることが要件です。評価委員会には、法律家あるいは裁判官、関係学会の担当理事、さらには消費者代表などもいる中で、法律の要件を満たしていないで認定証を出すということは、どうにも話が通りません。ただ、地域特性、あるいは昨今の医師の大学病院への引き揚げなどの実情はよくわかっていますので、努力された経

表9・今後の病院の情報機能

今後の病院の情報機能

- ●情報管理機能の整備
  - ■部門の確立・セキュリティの確保・委員会の設置と開催
  - ■情報管理規定の整備・院外情報の入手と院内情報共有

- ●病院の管理・運営に必要な情報の収集と活用
  - ■医療活動や診療実績の把握(患者数・手術件数など)
  - ■診療情報と会計情報の統合と分析(DRG・DPCなど)
  - ■医療の質に関する情報の把握と検討(臨床指標・満足度)
  - ■経営管理に関する情報の把握と分析(部門別収支管理など)

- ●診療情報の開示・提供
  - ■方針と手続きの確立・診療情報の閲覧／謄写・教育・研修

過・経緯はしっかりと確認させていただいています。その結果、評点が2であっても認定証が出ることはあるのです。

ただ残念ながら公表時に2は2のまま残りますが、これはもうやむをえません。しかし認定は取得できるので、実情を踏まえた、難しい判断をさせていただいています。

医療ガス安全委員会や衛生委員会など、「そんなものは必要だったかな?」といった話もありますが(笑)、昨今では衛生委員会というのも労働法規に準じて、本当は月1回の定例開催なのですね。「そこまでやるか」などと思われるでしょうが、やはり何とか開催していただかないことには、となりますので、ご対応お願いします。

個人情報の安全管理について確認してほしい

情報機能については**(表9)**、やはり情報あっての病院運営だということで、それなりに重視しています。その安全管理として、「パスワードが院内共通」、「誰もがどこでもアクセスできる」、「フロッピーディスクやCDにコピーするのはもう適当に行っています」、などの状態では、まずは個人情報保護法上の問題があります。当機構でも認定上、これは当然問題ありとなり、ほかにもさまざまな診療情報、ないしは医療情報に関わる問題がありますので、確認していただきたいと思います。

記録については先ほど触れました**(表10)**。実は、たいへん厄介な状況がわが国の病院には

表10・診療録の適切な記載

診療録の適切な記載

- 診療録の十分な記載と事後の検討
  - 入院時所見、経過記録、指示、計画書、記載の評価
- 同意書・検査結果・手術・麻酔記録の作成
  - 一括ファイル化、説明と同意等の経過記録への記載
- 診療情報の一元管理と容易な参照
  - 過去・他科記録、看護・リハ記録の参照、時系列化
- 退院時要約の迅速な作成
  - 様式の共通化、診断名・術式の記載、期限内完成率

ありますが、これまでの経緯・前例で、それなりの対応をしています。記録というものは、すでに患者のものであるという個人情報保護法の問題もありますが、何よりも病院の適切な運営に役立たせることがまずは必要です。「ほかの職種から読めるような字で書いてください」と医師がいわれたって「そんないきなり無理だ！」ということや、「略語を書かないでください」って「そんなこと今さらできるか！」など、「そもそも俺のカルテをなんで看護師がみるんだ！」。このあたりになると、かなり危ういですね（笑）。カルテはもうみられるもの、利用されるもので、チーム医療の中でみられるために書くという意識の取り直しが必要に迫られています。急速ですね。わが国の場合は急速な展開ですので、当機構は十分に、それなりに柔軟に対処していますが、あまりにもどうにもならないと「やはり何とかしてくださいよ」ということになりますので、ご配慮ください。

麻酔医や病理医の確保は難しい問題だが、配慮すべき

病院の役割と診療機能については、
①常勤麻酔医の確保・麻酔部門の確立──一定の病床数・麻酔件数で必要、
②病理医の確保、病理診断機能の向上──手術件数、教育・研修機能による判断、
③当直体制・夜間時間外体制──一定規模以上で薬剤師の当直体制、
など、たいへん難しい問題を挙げます。
例えば全身麻酔の件数が300～500件程度以上あっても、すべて非常勤麻酔医でなさって

いる、あるいは院内の外科系の医師で麻酔業務の心得がある方、麻酔科標榜医などの資格のある方が麻酔業務をなさっているというような状況では、認定を取得することはなかなか難しくなってきています。「大学には医師の引き揚げをされ、もう、踏んだり蹴ったりだわな、どういうつもりだ」などのお声もたいへんありますが（笑）、しかし、さまざまな工夫もあるわけです。本来、病院の発展を期するためにぜひご配慮いただきたいことです。

全身麻酔を手術室で年間200件、300件行っていながら、悪性疾患の迅速診断が実質的にできないという状況では、やはり今後の外科機能にとって問題だとなりますので、病理医の確保をお願いしています。常勤病理医がおられれば結構ですが、「週半日来ればいいか」、また「テレパソロジーを実施しているからいいか」というのも、なかなかつらいのですね。

地域の実情にもよりますが、そもそもご自身の病院がこういう難しい時代に将来存続して発展するためには、病理診断機能はいずれ求められることです。「そんな、いない病理医をどうするんだ！」（笑）ということだけではなかなか済まない問題になるので、ぜひご配慮ください。

禁煙と受動喫煙の防止を徹底する。Ver.5.0からは全館禁煙

先ほどのご報告の中で、喫煙の問題が挙がりました。「禁煙と受動喫煙の防止」として、
①全館禁煙の方針の明確化──一般病棟では全館禁煙の遵守、精神科・療養病棟では分煙の徹底、緩和ケアについても分煙の徹底、
②禁煙表示と禁煙に向けた啓発・教育、
③職員の禁煙の推進、
を挙げます。

すなわち、Ver.5.0からは全館禁煙です。敷地内禁煙ではありません。ベランダ、屋上、非常階段での喫煙もよくありませんね。館外であっても、例えば出入口のところに吸殻入れを置いておき、朦々と煙が立っていて、窓や出入口を開けた途端に煙がワッと入ってくるっていうのでは、実質的に館内禁煙になってないということもあります。やはり吸わない方への配慮や、あるいはこれだけ環境問題が深刻化し、公共的地域では条例で罰金をとっている自治体もある時代の中で、健康施設たる病院が喫煙を実態として許すことは、いったいどうにもこうにも説明がつかないという声が大きいのです。当機構は、決して医療現場の皆様方に無用なご苦労はおかけしたくないわけですが、これはもう無用なご苦労ともいえないのではないかといった時代になっていますので、ご配慮ください。

精神科医療、緩和ケア医療、長期療養については分煙の徹底です。こうした点もご配慮いただきたいと思います。

医療安全については特段の配慮を。認定病院の医療事故に苦慮

安全確保については(**表11**)、特段にご配慮ください。ぜひ「解説集」をお手元に置き、第2領域のみならず周辺の医療安全関連の基本的な考え方や体制について、十分にご準備いただきたいと思います。

認定病院が今1,500を超えました。受審を準備している病院を含めますと、すでに2,300以上の病院が何らかの形で当機構との契約関係にありまして、そういう中で重大な医療事故を起こされますと認定の扱いにたいへん苦慮します(**表12**)。大々的に病院での医療事故が報道される中で、認定証が相変わらず掲げられているということは当機構としてもつらいですし、病院としてもたいへんお困りになっている場合があります。事故についてはしっかりとご報告いただき、現在は、手順を踏んで、改めて認定の扱いについて審議させていただいています。

ただし、これは問題がない場合もあるのです。認定継続ということも大いにありえます。現にそういう事例がそれなりに出ていますが、しかし、改めて改善をお願いすることも当然ありえるわけです。その場合には対外的には認定継続ですが、条件付き認定ということで改善要望を改めて出しますので、これは再審査などの扱いとおおむね同じ手順で対応させていただいて

いるということだけお伝えします。

万一、医療事故が起きてしまったら、再発防止の対応をしっかりすべき

さらに、重大な医療事故についての問題です。厚生労働省検討班による「報告する事故の範囲について」では、

・明らかに誤った医療行為や管理上の問題により、患者が死亡もしくは患者に障害が残った事例、あるいは濃厚な処置や治療を要した事例
・明らかに誤った行為は認められないが、医療行為や管理上の問題により、予期しない形で、患者が死亡もしくは患者に障害が残った事例、あるいは濃厚な処置や治療を要した事例
・そのほか、警鐘的意義が大きいと病院が考える事例

と定義されています。

医療事故を起こすのは、患者さんはもちろん病院にとってもつらいことですので、事故防止のしっかりとした対応を最大限していただくわけです。

万が一起きてしまった場合でも、むしろ再発防止をしっかりご対応いただいたほうがいいですね。今の時代、隠そうと思っても、もう無理です。できるだけ迅速に問題をはっきりさせて、原因の分析、あるいは院内の体制を見直す、必要なことは的確に対応するといったことを精一杯行って、何とか社会的な責任を全うすること

表11・患者の権利と安全確保の体制

患者の権利と安全確保の体制

● 患者の権利と医療者の倫理
- 明文化、組織的検討、患者／家族・職員の周知
- 職業倫理の組織的検討、方針の明文化、周知
- 臨床での倫理の検討、方針の明文化、周知・教育
- 治験・臨床研究倫理の委員会と規程遵守

● 患者・医療者のパートナーシップ
- 方針の明確化と実践例、組織的検討

● 説明と同意
- 方針・手順、セカンドオピニオン、記録開示

● 患者の安全確保
- 委員会、指針・マニュアル、ハイリスク対応手順
- 院内報告体制、外部情報、分析・改善策、教育

● 医療事故への対応
- 対応手順の明確化、周知、遵守・記録

● 病院感染管理
- 委員会、手順書、予防・隔離策、抗菌薬使用法
- 分離菌等の情報把握と分析・評価、改善策
- 職員教育、情報提供、職業感染防止、予防接種

表12・認定病院における医療事故の扱い

認定病院における医療事故の扱い

- 発生後45日以内に「医療事故報告」の提出
  - 事故発生前後の詳細な事実経過
  - 事故発生の原因分析（該当評価項目との適合性）
  - 患者・家族への説明の経緯、および患者・家族の対応
  - 行政・保健所への報告、および警察への届出状況
  - 事故後の再発防止策と期待される効果
  - 認定後の委員会記録、研修教育実績、指針手順書等
- 評価委員会の下に「医療安全部会」の設置
- 改めて「認定継続」・「条件付認定」・「認定留保」の判定

です。そこを回避しようとか、手順を抜きにしようなどということは、後々露顕するとかえって厄介になるというようなことも、わかってきたことです。ご対応をお願いします。

改善の支援という趣旨を再確認し、じっくり準備して受審しよう

最後に、いずれにしても受審準備の基本的な考え方は、先ほど申し上げたように、決して試験ではありません。改善を支援するということが当機構の事業の趣旨であり、「再審査になるのではないか」「改善要望事項が出たらどうしよう」ではなく、改善要望事項にご対応いただくことが改善支援そのものなのですね。

ちなみに、1回だけの再審査で認定取得していらっしゃる病院は96％以上です。ただ「さらにもう1回お願いします」ということも、ごくまれにはあります。再審査になるまでの期間は1、2か月の短い病院から、ぎりぎり1年踏ん張る病院もあります。いろいろな事例がありますが、最終的には認定証をしっかり取得していただいているという実情ですので、こうした点もお含みおきのうえ、どうぞご意向のある病院については大いにご検討ください。じーっと完璧になるまで待つ必要はないのですね。受ける方針が決まったら、今、早々に申し込んでください。1年後くらいに予定が入りますから。1年間かけてしっかり行うことがポイントです。

ただ、何も準備せず受審することは、やめたほうがよいです。時々あるのです。「何だかよ

くわからないが、とにかく申し込んで、えっと、気が付いたら来週あたりに迫ってきた」ので、「それなら、まあ受けてみるか」といった具合です。評点2が40～50出てきている病院もあります。こんなところは、やはり本来の趣旨が活かしきれませんので、できる準備は精一杯行っていただき、先ほどから申し上げている手順を踏んで、改善要望事項がもし出されたら的確に対応する、これが多くの病院がなさっているスタンスです。

　どうもありがとうございました。

Part 1　今、電子カルテで成功するには
Part 2　病院機能評価を考える

第3回最強の医療戦略セミナー
（2005年2月17日）

総括発言

本日は皆様の関心のあるテーマを選んでいただいたせいか、本当にいいセミナーだったですね。私自身、実は風邪気味だったのですが、引き込まれて聞いているうちにエピネフリンの分泌が増加したせいか、今ではすっかり治ったような感じがします（笑）。総括発言といいますと普通はスライドを使わずにお話しするのでしょうが、私自身、本日のテーマ二つともに非常に関心を持っています。そこで私の意見も若干入れさせていただきたい、ということでスライドをつくってきました。

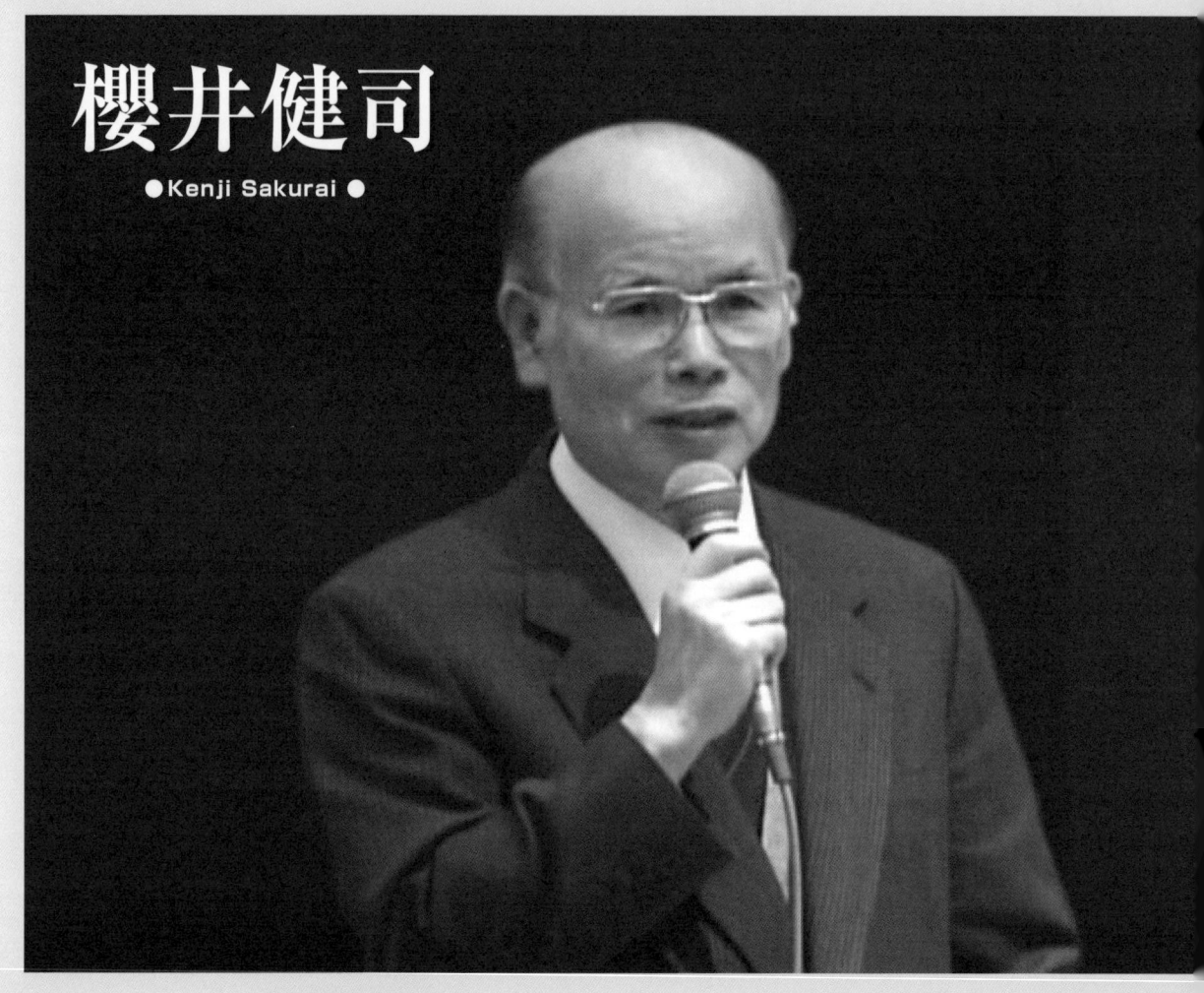

櫻井健司
●Kenji Sakurai●

聖路加国際病院顧問
1956年東京慈恵会医科大学医学部卒業。東京慈恵会医科大学第一外科等を経て、総括発言時、聖路加国際病院院長。

表1・電子カルテを導入しての感想

電子カルテを導入しての感想

- 従来の業務方式・方法をそのままコンピュータに載せようとする
- 診療・検査結果の迅速共有化
  Charting、検査オーダー、処方、予約（診察、検査、他）、書類作成、その他
- 「情報のあと利用」と情報二次加工による医療上、経営上の利点、将来的展望付加
- 電子カルテ時代における診療情報管理士への新しい役割・期待

電子カルテ導入以前に、従来の業務自体を見直すべきでは？

まず、電子カルテを実際に病院に導入してみての感想です(表1)。皆職員は一生懸命、あれもこれも何でもといった感じで詰め込もうとする傾向があります。業務の方式や内容も、今まで行っていたとおりコンピュータに載せようとするような傾向があります。

私自身はコンピュータ化するなら、今までの業務内容を再検討して、効率化、正確性などに基づいて仕事の内容自体を変えてほしいという考えです。場合によっては、組織そのものも変えてほしいと思っていたのですが、実際に電子カルテができてみますと、以前の業務内容とあまり変わらないことを、そのままコンピュータに載せたような結果になっています。

Part 1で「医師のわがままを許さない」といった発言もありましたが、確かに医師の協力が非常に大切で、今までの業務内容を何らか改善することが、これからの導入に関しては必要ではないかと思います。

電子カルテによる情報の迅速共有化はすばらしい利点

診療・検査結果の迅速共有化という点は、本当にすばらしいですね。例えば内視鏡やX線の結果にしても、もう検査が終わればすぐ端末でみられます。そういった意味で非常に便利ですし、これからの時代、このIT化は避けて通れないもので、ますます各医療施設で盛んになっていくものと思います。

情報のあと利用、つまり情報を二次加工して診療上または医療経営のうえで参考にできることも利点です。この二次加工の仕方や、出力される結果によってはかなり効果があるIT化だ

と思います。各病院、かなりこの分野では努力していると思いますが、導入されてから比較的日々も浅いので、この点では今後ますます盛んにすべき事柄と思います。

　診療情報管理士の件は、本日あまりお話がなかったのですが、私自身は今までの診療情報管理士の仕事がコンピュータ化、IT化によって仕事の内容そのものが変わっていくのではないかと非常に期待しています。初歩的ですが、この情報の二次加工の利用に関して一例を示したいと思います。

情報の二次加工によって電子カルテは有益な統計を出せる

　つい最近、皆様の病院にも「技術評価の適正化のための手術に関する調査の御願い」という依頼が、外保連からきたのではないでしょうか。外保連とは、外科系学会社会保険委員会連合のことです。どのような手術をして、その手術には医師が何名ぐらい関与しているのか、看護師の数は、技師の数は、麻酔の時間は、手術の時間は、といった点の調査内容です。私自身これをみたときに、かなり手術の数も多いですから、この統計を出すのはたいへんではないかと思ったのですね。そこで、コンピュータに詳しくシステム委員でもある外科医を呼んで、「これを出してくれ」とお願いしましたところ、非常に驚くことに、何時間もたたないうちにすぐ持ってきたのですね。

　表2はその結果の一部です。2004年の11月1日から2005年1月31日までの3か月間の統計です。例えば乳房部分切除は、医師の数が3名、看護師が1名、その右側には麻酔や手術の時間があります。こういった事柄が各手術に関して詳細に、本当に瞬時といっていいぐらい、もう何時間もかからないうちに出てきました。

　表3もその一部です。3か月間に乳房の部分切除術を40例ほど実施していますが、それに関する医師の数の平均などが出ています。これは本当に初歩的な二次加工の例ですが、より工夫すれば非常に有益なこうした統計がとれるのがIT化の非常に便利なところ、またその期待を持たせる分野ではないかと思います。

コンピュータの展開自体がとにかく遅いことが難点?

　本日は電子化に関して、いろいろな問題があるというお話もありましたが、私自身、管理者の立場としては、以下のことを申し上げたいのですね。

　まず、とにかくコンピュータが遅いことです。皆さん、本日のお話ではコンピュータが非常に速いと思っている方がいるかと思うのですが、実際、外来で診療してみますと、けっこう時間がかかるのですね。システムの完成度がまだまだ低いということかも知れません。画面展開が

表2・アンケート調査の結果

施設通し番号	保険記号	手術名	医師数	看護師数	技師等	麻酔時間(分)	手術時間(分)
入力例	K000	創傷処理、筋肉、臓器に達するもの（長径5センチメートル未満）	2	1	0		30
入力例	K021-2	粘膜弁手術、4平方センチメートル以上　以下、例に続けてご入力ください。	2	2	0		120
1	K655	胃切除（悪性腫瘍手術）	3	3	0	240	153
2	K476	乳腺悪性腫瘍手術（単純乳房切除術）（乳腺全摘術）	3	2	0	215	173
3	K611	バイパス移植術（その他の動脈）	4	2	0	201	148
4	K476	乳房部分切除術（腋窩部郭清）	3	1	0	173	117
5	K898	帝王切開術（選択帝王切開）	3	2	0	102	70
6	K726	人工肛門造設術	3	4	0	94	35
7	K474	乳腺腫瘍摘出術（長径5cm未満）	3	1	0	87	52
8	K866	子宮頸管ポリープ切除術	2	1	0	65	37

遅いために時間が実際かかることは否定できないと思います。

「病院システムはなぜ遅い」といった論文も、最近では散見されるようになっています。ですから、これに関しては当院だけでなく、おそらくけっこうな数の病院がこのコンピュータの遅さを問題にしているのではないかと思います。

IT化による経済的負担と個人情報保護に関わる問題点

二つ目は、お金がかかることです。我々のように、国から援助を得るとか、補助金を得ることができない病院では、このコストの問題もかなり大きいのです。病院の総予算の何％が適切なのか、また認容できるような金額なのか、それらは各病院でこれから検討すべきでしょう。しかし、院長としてもあまり大きな数字に慣れてないせいか、こういった金額をみると、「どうしてこんなに」というような感じを私自身は受けます。

三つ目に、個人情報保護の観点も大きな問題なのですね。診療情報の共有化、これは電子カルテの非常によい点ですが、個人情報保護に関してはまったく相反するような面もあります。先ほど、アクセスログを公開するという話がありました。当院でもこれに関しては、AIDS、遺伝子、精神科、産科など、けっこういろいろな問題があります。

私が、当院の近所で開業している先生にお会いした際、「いや、うちは先生の病院のそばで

開業していますが、けっこう先生のところの看護師さんがいらっしゃいます」というのですね。考えてみると本当にそのとおりで、誰でも人に知られたくないことが多かれ少なかれあると思います。そういった意味で情報を共有化する、これは非常にいいことなのですが、勝手に診療情報をみられては困ることがあります。

　当院では、約1年前からランダムに、外来または入院患者について誰がアクセスするかを調べています。そうしますと、この職員はアクセスする必要がなかったのではないか、といった人が必ず何人かいるのですね。いろいろな会で「そういうことはやめてください」と伝えています。もし、そうした必要がないと思われるような職員がアクセスすれば、注意をするとか、または回数が重なれば処罰の対象とするといったことも考えています。同時に、患者にしても職員にしても、もし要求があればそのアクセスログを公開するように、公開といってもその本人に渡すことですが、そうしたことも実施しています。

病院機能評価を受けるための努力が医療の信頼性を高める

　次に、病院機能評価を考えます。これは非常にいいことであるし、これからもぜひ充実させていただきたいと思います。政府から強制されたものでもなくて、同業者の中で自己規制的に発生したものなのですね。よい医療を提供するためにも、この機構の必要性を開発して定着させ、尽力した方々には敬意と感謝を捧げたいと思っています。

　病院機能評価を受けることによって、自分の医療機関がどのような位置づけにあるかがわかります。これは非常に有効ではないかと思います。

　「受審のための院内における改善努力」には、実際かなり大きなものがあります。医療機能評価機構の審査を受けるからという理由ならば、職員も理解納得してくれますし、今まで問題のあったようなことも改善できるのです。もちろん、こうしたことをしなくてもきちっとした体制を敷くのが本来なのですが、しかし実際はそうはいっても難しいことがあるし、職員も「なぜ？」などと理解しないような方もけっこういますよね。

　そうした意味で、受審するための努力も非常に大きな意味があります。

　本日のセミナーは、「医学・医療の進歩とともに社会の、また患者の医療に対する期待、ニーズが変化している現在、医療機関は何を志向するのか、すべきなのか」ということを皆さんに考えていただく材料、そして実践する非常によいセミナーであったと思います。

　ご存じのように数週間前にスイスのダボスで「医療戦略に関するダボス会議」が開かれまし

表3・手術名ごとの平均

保険記号	手術名	手術件数	医師数の平均	看護師数の平均	技師等の平均	麻酔時間の平均	手術時間の平均
K282	白内障手術（超音波摘出術）眼内レンズ挿入術（併施）	129	2.7	2.1	0.0	6.0	22.9
K633	ヘルニア手術（鼠径ヘルニア）	43	3.1	2.1	0.0	94.9	63.8
K476	乳房部分切除術（腋窩部郭清）	40	3.2	2.1	0.0	162.2	104.4
K005	皮膚、皮下腫瘍摘出術（露出部・長径2cm未満）	37	1.2	1.0	0.0	1.7	23.5
K476	乳腺悪性腫瘍手術（単純乳房切除術）（乳腺全摘術）	30	3.1	2.4	0.0	178.3	119.8
K909	流産手術（妊娠11週までの場合）	29	1.9	1.0	0.0	35.3	14.2
K898	帝王切開術（選択帝王切開）	25	2.9	2.5	0.0	130.5	85.7
K898	帝王切開術（緊急帝王切開）	23	2.8	2.4	0.0	113.8	72.6
K005	皮膚、皮下腫瘍摘出術（露出部・長径2cm以上4cm未満）	22	1.4	1.0	0.0	0.0	31.4
K672	腹腔鏡下胆嚢摘出術	22	3.0	2.9	0.0	130.0	78.5
K872	子宮筋腫核出術（腹式）	22	3.0	2.8	0.0	197.5	140.1
K867	子宮膣部円錐切除術	21	2.1	1.1	0.0	46.8	28.2
K278	硝子体吸引術	19	1.4	1.0	0.0	0.0	1.9

た。この会は各国の首脳または財界人が参加して、年々盛んになっているそうです。そうした意味で、このセミナーも、これからダボス会議的に医療戦略に関して機能するのではないかと期待し、また確信しています。どうもありがとうございました。

Part 3

中井美穂さんと語る──
今、病院に変わってほしい

第4回最強の医療戦略セミナー

(2005年9月22日)

中井美穂／下村裕見子／小西敏郎

Part 3 中井美穂さんと語る

第4回最強の医療戦略セミナー
（2005年9月22日）

今、病院に変わってほしい

患者に満足してもらうため、病院には今、何が求められているのか？ 逆に、患者自身が工夫する必要はないのか？ 中井美穂さんが実際に入院された経験をもとに、率直な印象・意見を語る。患者の視点から語られるさまざまなエピソードに、医療をよくするヒントが満載されている。

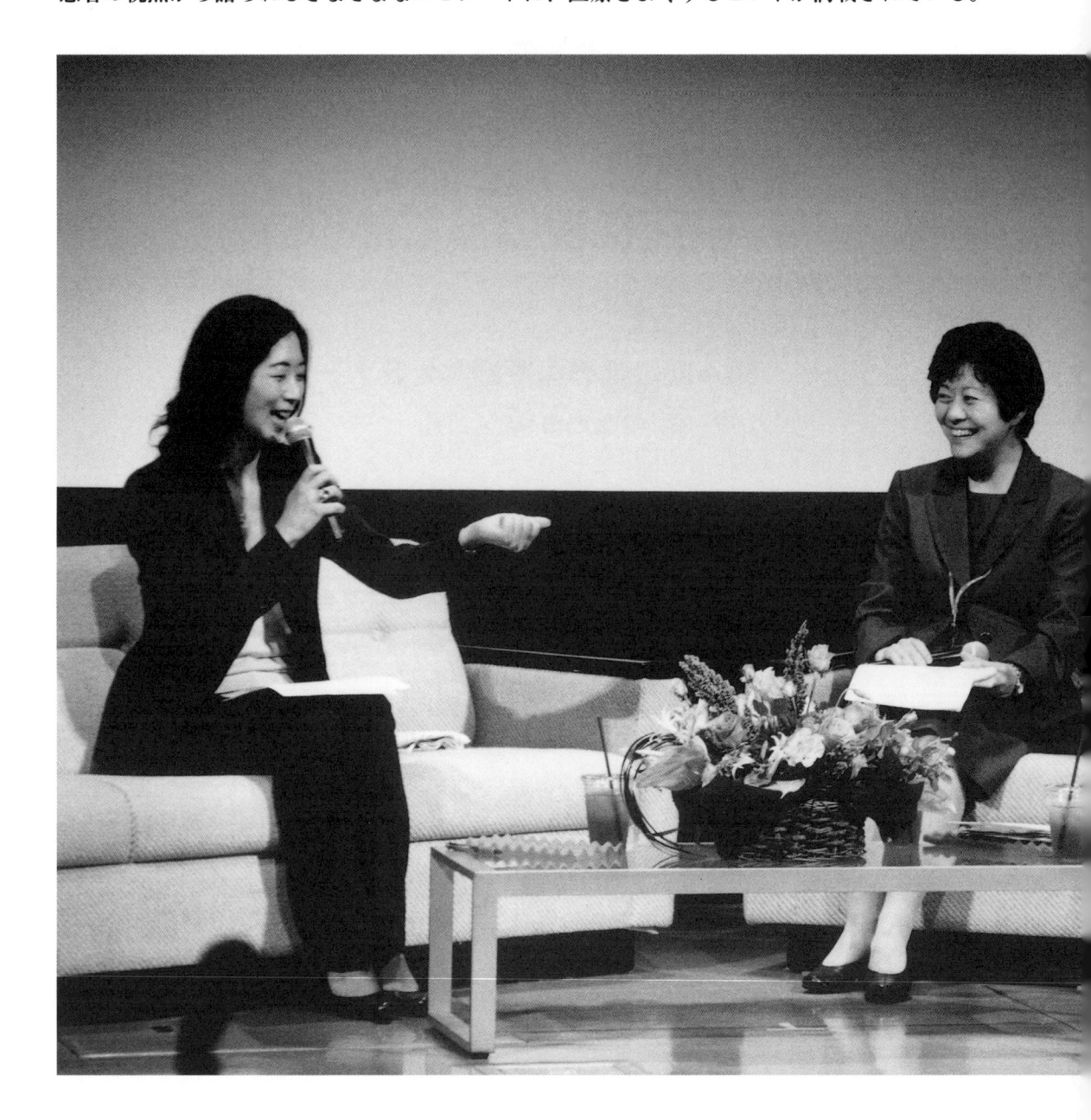

中井美穂さんと語る──今、病院に変わってほしい

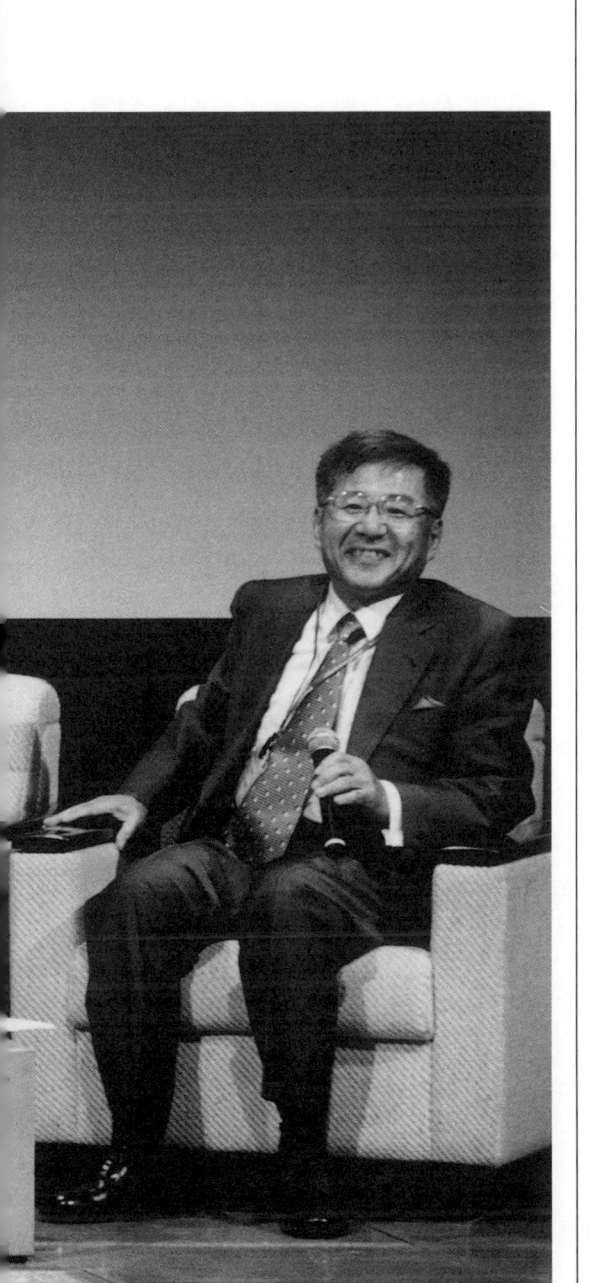

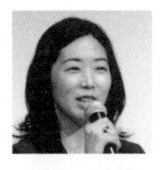

中井美穂
● Miho Nakai ●

アナウンサー
日本大学芸術学部卒業。フジテレビアナウンサーとして多くの番組で活躍。プロ野球ヤクルトの古田敦也監督の妻。

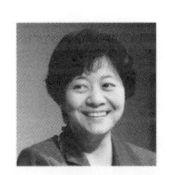

下村裕見子
● Yumiko Shimomura ●

東京女子医科大学病院地域連携室
東京都連携実務者協議会代表世話人、日本病院管理学会、医療マネジメント学会、日本クリニカルパス（評議員）所属。

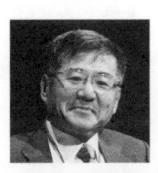

小西敏郎
● Toshiro Konishi ●

NTT東日本関東病院副院長・外科部長
1972年東京大学医学部卒業。東京大学医学部附属病院外科、癌研究会附属病院、都立駒込病院、米国ハーバード大学、上海大学客座教授等を経て、現職。東京医療保健大学教授兼任。

小西 NTT東日本関東病院の副院長の小西と申します。

本日は中井美穂さんにお越しいただき、いつもの学会とは少し趣向を変え、私と東京女子医大地域連携室の下村裕見子さんで一緒に司会させていただき、トークショー的に進めたいと思います。

ところで、皆さんご存じのように中井さんはアナウンサーとして、フジテレビのプロ野球ニュースなどを担当されました。ただ、「なぜ中井さんが最強の医療戦略セミナーに？」とお思いの方もおみえになるかもしれませんので、少し紹介させていただきます。

実は、数年前に私どもの病院ではなく、別の病院に入院されて手術を受けられたことがあり、当院にも最近、検査のため入院された経験がおありです。そのときの経験から感じられたことを、当院で講演していただいたことがあり、特に看護師さんやコメディカルの人たちが元気が出るような、非常に鋭い感受性で「病院にこうなってこうしてほしい」ということをおっしゃっていただきました。

本日も、ぜひ、ご自分の経験に基づいた、「今、病院にこのように変わってほしい」ということをお話しいただければということで、お招きいたしました。

古田選手の健康管理法や服装は妻としてどのようにしているのか？

小西 最初に私から質問させてください。以前からお聞きしたいと思っていたことです。ご主人は現役のプロ野球選手で、しかも選手会長、本日の午前中にはこの本社ビルで正式に監督の要請があったそうで、たいへんハードなお仕事をなさってらっしゃる。そのご主人の健康管理や、いつもきちっとしておられる服装など、奥様としてどのようにされていらっしゃるのか、少しお話しくだされば。

中井 夫がすごくしっかりしているので、洋服は自分が決めています。ネクタイを「どれがいい？」などと聞かれることはありますが、基本的には全部自分で用意しています。私、そういう男の人が当たり前だと思っていました。私の父もそういうタイプの人間でしたので。でも、いろいろな人の話を聞くと、奥様が着るもの全部前の日に枕元に用意しないと出ていかない夫もいると聞いて（笑）、びっくりしてしまって。「ああ、そういう人と結婚しなくてよかった」、まあ、そうでなければ向こうも選んでくれなかったでしょうが（笑）。

ということで、「自分のことは自分でする」という家庭のモットーがありまして、体が仕事道具ですから健康管理も本人の意識が高いので、夫のほうが知識は上なのです。ちょっと任

せているという感じで、本当にだめな嫁なのですね（笑）。
小西 私も医者の不養生で、ほとんど自分の健康管理をしていませんが、ご主人の場合は……。
中井 もう任せきりなんですけどね、ちゃんと自分のことは自分でしているはずです。
小西 そうなんですか（笑）。ではご主人についての話は皆さん、もういいですよね。
中井 いいです、もう、はい（笑）。
小西 それでは、下村さんにバトンタッチします。

サービス業としての最低ラインはやはり患者に対しても守ってほしい

下村 アナウンサーというお仕事柄、初めての方にお会いになられることは非常に多いと思うのです。病院の中では医師、看護師、いちばん最初に患者様に会うのは受付事務の人間でしょう。そうした初めての方に接するときのコツみたいなものを教えてください。
中井 非常に難しいですよね。病院の方々にとっては、患者さんは性別もバラバラ、年齢もお子さんからお年寄りまでバラバラですし、すべての世代の人に感じよく対応しようとすることは非常に難しいと思います。でも、まずは第一印象をよくしたい場合、名前がわかっていれば名前を呼ぶことでしょうか。「患者さん、患者さん」などと呼ぶのではなく、「何とかさん」とお名前を呼んで笑顔で接することでしょうか。「こんにちは」「おはようございます」など挨拶も大切。比較的ゆっくり話すことも大切ですね。声のトーンを落としても上げてもよいのですが、ゆっくりと聞きとりやすく話す、ということが重要ですね。

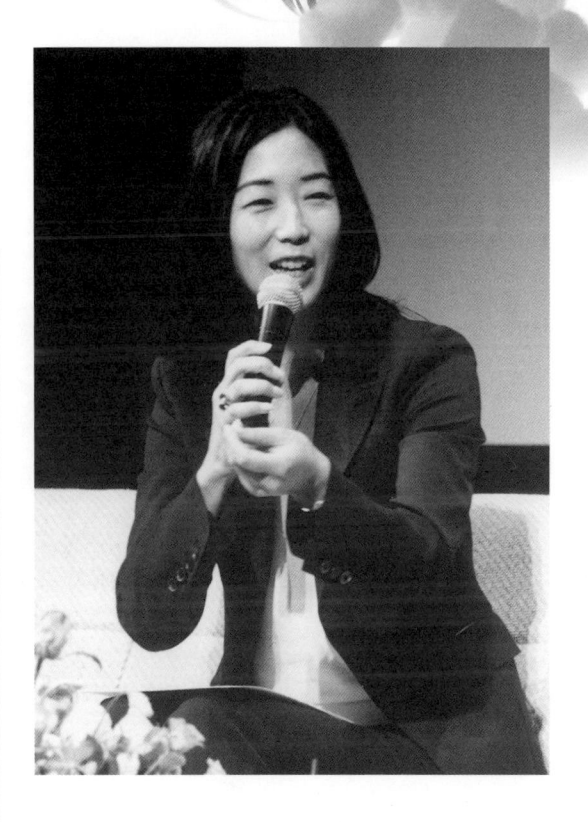

例えば、病院に「何時から何時までやっていますか」などと電話で聞いたときの対応の感じがよければ、「この病院はいいかもしれない」と単純に思います。入ったときの受付の感じがよかったり、入口周辺にボランティアの方が立っていらして「何でもわからないことを聞いてください」という感じだと、すごく「ああ、親しみやすい病院だな」という気がします。最初に接する方の感じがいいと、イメージよく入っていけるので、笑顔や臨機応変の対応、当たり

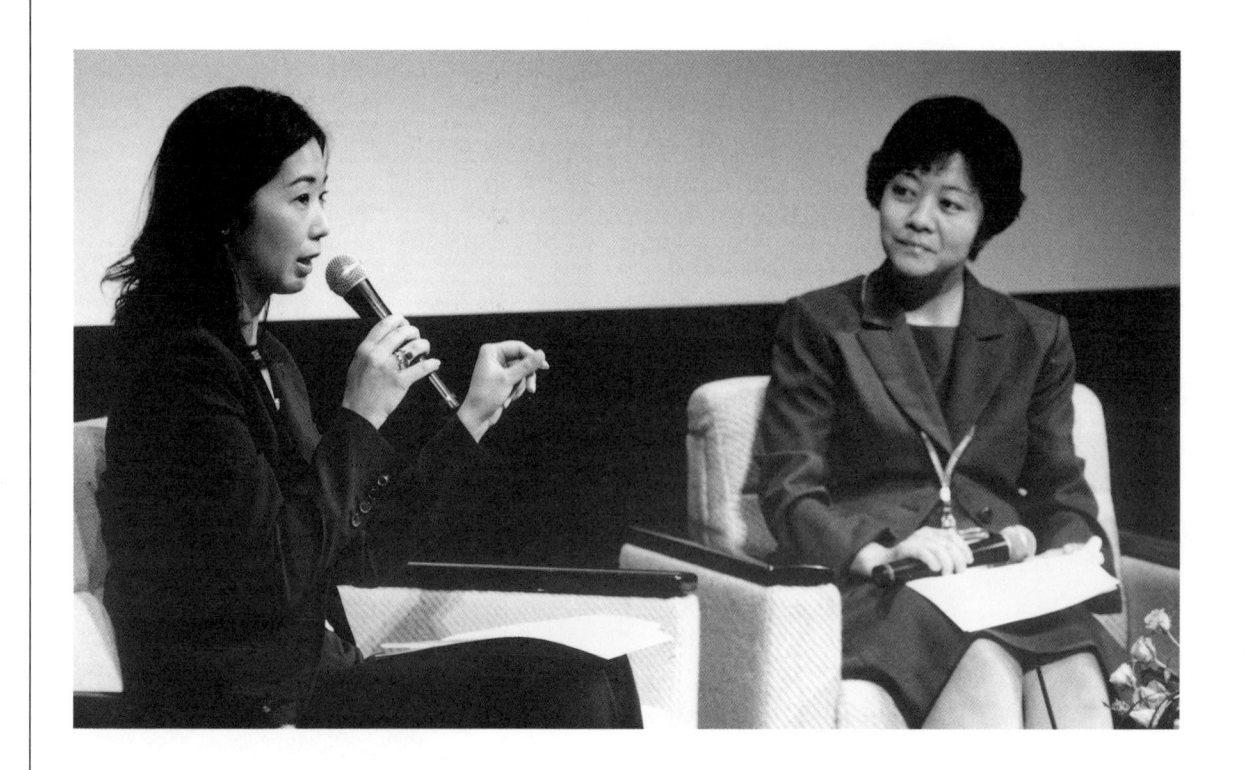

前ですがため口をきかないなど、サービス業としての基本ラインは守っていただきたいですね。挨拶はけっこう、重要ですね、「お待たせしてすみません」など。

先日、私の前で長時間待ったと思われる患者さんが診察室へ入っていくと、「ああ、何とかさん、すみません、お待たせしましたね」とお医者さんがいっているのが聞こえてきまして、テクニックかもしれませんが「なんて、いい先生なのだろう」と感じました。私は小西先生の患者であって、その先生の患者ではありませんが、「こういう先生がいらっしゃるなら、たぶんこの病院はいい感じで回っているのではないかな」などと考えますね。患者がそうした印象を持つことは病院にとってマイナスではないと思いますし、「へえ、お待たせしてすみません、などということがあるんだ、病院が謝ることもあるんだ」と、びっくりしました。

"異空間"である病院に入っていく患者の緊張度をわかってほしい

中井 患者にとって病院は"異空間"です。完璧に怖いところです。今でこそ本当にきれいな病院が増えましたが、なるべくなら、まあ行かなくてすむなら行きたくないのです。緊張しますし、呼ばれて診察室に入っただけでも患者は舞い上がっていると思います。そのうえ具合が悪いので、自分の状況をうまく説明できません。一方的にいわれ「はい、はい、わかりました、わかりました」といって出てから、「あれ、これもあれも聞きたかったのに」って結局何も聞けないまま家に帰り、「何ていわれた？」と聞かれ

れば、その説明もろくに覚えていないのです。舞い上がっているし、どこかが痛いからです。

とにかく、異空間に行く緊張度をもっとわかってほしい、という気持ちはあります。皆様にとっては職場ですし、異空間ではありません。例えば私がテレビ局を異空間だとまったく思わないように、病院は皆様にとっての職場なので、慣れた場所だと思うのですね。でも、患者にとって病院はやはり調子がよくて行くところではないので、余計に気をつかっているし、普通の状態ではないのです。

一つでも優しくしてくれたり、わかりやすく紙に書いて後で渡してくれたり、「あと何か聞きたいことある？」とか、「今度聞きたいことがあったら、まとめて紙に書いてそれをみせるだけでもいいからね」などといっていただければ、気も楽になります。また、自分が少しは普通の状態のときに「これも、あれも聞きたい」ということをメモで書いて持っていければ、いいかなと思います。

ただ、そうするとひとりの患者さんに割く時間がどんどん長くなって、その結果待ち時間が長くなるわけですよね。そうした点をどのようになさっていくのかということが、難しいところなのでしょう。

患者の訴えをうまく引き出すには "あなたに興味がある" を表現する

下村 患者様の訴えをうまく引き出すことが大切なのですね。テレビでなさっていると思いますが、ゲストから聞きたいことをうまく引き出すコツなどは何かありますか。

中井 あなたに興味を持っていますということを表現することはありますね。例えば、自分が聞き手の場合にゲストに来てくださる方の資料を、もちろん事前に目を通しておきます。著書の本があれば買って読んでおいたり、また、今

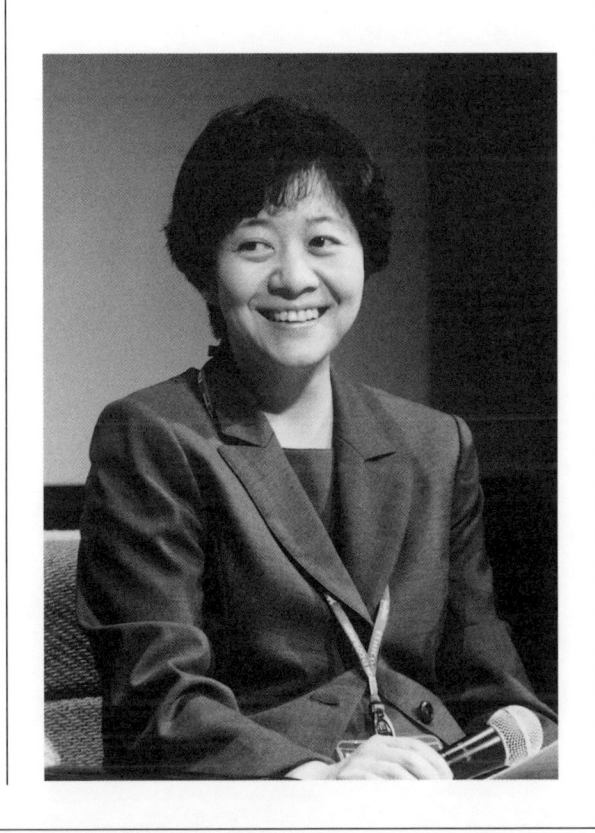

はホームページを持ってらっしゃる方が非常に多いので、ホームページで最近の活動を予習しておいて、実際にカメラが回っていないところでいかに雰囲気づくりができるかといったことが大切でしょうか。例えば「先日、舞台を拝見しました」とか、「どこかに行っていらしたのですよね」などと申し上げれば、「ああ、この人は自分のことを勉強してくれたんだ」という気持ちがゲストに生じますので、壁をつくらずにスムーズに「そう。どこで読んだのですか」などと、打ち解けてくださるのが早いと思います。

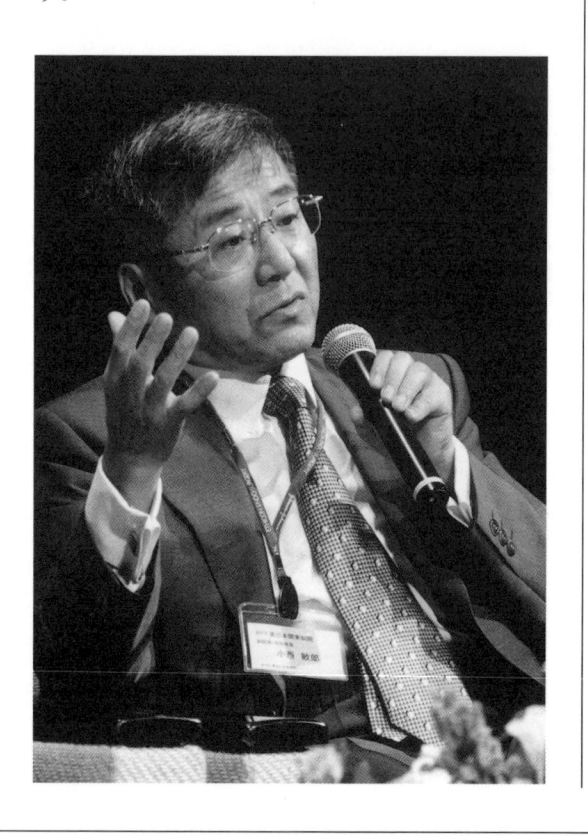

患者の場合も、よく来る患者さんの名前を知っておくことなども大切でしょうか。例えば、「確か息子さん、この間ちょっとけがをされたって聞きましたが、大丈夫でした？」などです。そこまでサービスする必要が医師にあるのかどうかということは私にはわかりませんが、もし患者だとしたら、例えば近所のかかりつけ医から「おばあちゃん、元気？」などとお声をかけていただくのは、やはりうれしいことですよね。自分の周りのことを把握してくださっていると感じれば安心だし、先生との距離が近づいた気がするのではないか、と思います。

医師にわかってもらうため、患者も診察前に準備や勉強することが必要

下村 相手のことをよくリサーチする、また、患者様自身も自分のことを勉強して整理しておくことですね。

中井 そうですね。ただ、自分のボキャブラリーが少ないということをすごく感じます。「どのように痛いの」と聞かれても「とにかく痛いんです」とか、「どの辺が」と聞かれても「お腹全体が」といった表現になってしまいます。しかし、よくよく考えればもう少し説明できるはずなのですが、ボキャブラリーが何か足りないので、患者さんやお医者さんが書いた本などでどういう表現をしているのかをみておき、「使えそうだな」と思える表現があればノートに書

いておくことも必要でしょうか。
　人に自分の状況を説明するためにはどんな表現がいちばんしっくりくるだろうかということを、患者側も工夫していかなければわかってもらえないし、わかってもらうにも時間がかかります。
　患者側も、自分の体のことや痛みの表現などを勉強しておくと得するような気がしますので、少しずつノートに書いておいたり、いつごろからお腹が痛くなったかを手帳にちょっとだけお腹が痛いマークで書いておく、また少し微熱があった、なども書いておくと、わかりやすいでしょうか。聞かれたとき、すぐ手帳をみて答えられます。それだけ時間も短縮できて話もたくさん聞いてもらえますので、自分のデータはなるべく整理しておくとよいのではないかと思います。

■注射の下手な医師に少し思う……
"私が育てる、この新人先生を！"

下村　外来に行かれたり、入院された経験がおありとのことですが、新人の医師や看護師さんに当たってしまったことは……。
中井　当たりますね、確実に（笑）。
下村　患者様として、それをどうお考えになられますか。
中井　皆様もルーキーだった時代がおありになるわけで、例えば、「今は教授になった人もこういう時代があったのだろうな」と思いながらも、一方ではやはり「下手だな、コイツの注射」などと感じます（笑）。「いつうまくなってくれるのだろう」と考えつつ、やはり注射も1日で上達したりする先生はそんなにいませんので、「頑張れよ！」「私が育てるんだ、この人のことは」（笑）と少し思います。お役に立ってこの先生がいつか偉くなったときに、「ああいう患者さんが協力してくれたから私は立派になった」といったことを忘れないでほしいですね（笑）。
　ただ、あまりにも痛いときなどは、担当の先生に「あの人の注射だけは勘弁してください」といったこともあります（笑）。でも、本当はいってはいけないのでしょうね。患者側も気をつかっているはずなのです。先生にあまり長く質問してはいけない、あまり何度も呼び出しては

いけない、「どうですか」と聞かれたら「今日は調子いいです」といったほうが先生も喜ぶだろうから、そう喜ばせてみようなどと、患者は患者なりに変な気をつかったりするものなのです。

　私が「この先生の注射は嫌」といったのは全然気をつかっていないわけですが（笑）、その研修医の先生も憂鬱だったと思います。たぶん血管をとりにくかったのでしょう。だから、明らかに「ヤバイ、今日もだめなんだろうな」という雰囲気でやってくるんですよ。あのドヨーンとした感じも、何とかしてほしかったのですね。患者本人も、ちょっと気が重くなってくるので、結果が余計悪いということになるわけです。

新人先生が気をつかって
マンガを貸してくれました！

中井　でも、その先生は注射が下手だっただけで、あとはだいたいいい感じでしたよ。「気が滅入るといけないので」といって、マンガを貸してくれたり（笑）。「私が好きなマンガ貸します」って、『ナニワ金融道』でした（笑）。若い先生でしたが「変わった人だな」と思って。でも、いろいろな患者とどのようにコンタクトしたらいいのか考えていらしたようですし、上の先生ともいろいろ話をされていたみたいでした。あとは注射さえうまくなっていただければと願っています。研修医の方って期間が変わるとあちこち行かれるので、元気にしているかな、どうしているかな、と今でも思います。

下村　小西先生にお伺いします（笑）。病院の管理者として新人医師、新人看護師の教育はどうお考えでしょうか。

小西　私自身も若いときには、ずいぶん患者さんに採血にしろ外来での診療にしろ迷惑をかけたかなという経験は確かにありますね。

　こういう話があります。ある市民公開講座で、ある病院の部長が「大学病院に行くと卒業したての若い医師が主治医になるから心配でしょう。うちの病院は大学病院と違って卒業まもない医師はおらず、5年以上の人ばかりです。ベテランの先生が揃っていますから、安心してうちの病院にかかってください」というお話をされたのですね。そうしたら、市民公開講座なので一般の方が手を挙げて、「先生だって新人のときあったんじゃないですか」って。その部長は絶句でした（笑）。

患者を不安にさせないために
自信をもって堂々と注射してほしい

小西　どんな職業もそうですが、誰もが新人のときは必ずあるわけですよね。そのとき、中井さんのように「この先生がうまくなってくれるなら我慢する」といっていただければ、こんなありがたい話はないわけです。しかし、いつまでもうまくならずに我慢してもらわなければな

らない医師や看護師さんでは困るから、できるだけ早くうまくなるように、患者さんの痛い思いは少なくなるように、上司の我々も、注射や手術などの上手な医師をできるだけ早く育てなければなりません。

私はベテランをも過ぎたような年齢になりましたが、まだ今でも外来の患者さんに点滴しています。逆に、どうしても難しそうな患者さんには、むしろ若い慣れた先生にやってもらうこともあります。育てていくということをきちんとやらなければいけない、でも迷惑をかけてはいけないな、と思っています。

中井 雰囲気は重要ですよね。新人の先生ってビクビクするでしょう。「大丈夫かな」などといって、針を入れてからググッと押したりしますよね（笑）。「今日は2回くらいで済んだな」と思ったりします。逆に、たとえ同じ痛さでも普通の顔をして「ちょっと痛いですよ」「ごめんなさいね」などといいながら堂々とした雰囲気で注射してもらうと、「やはり注射は痛いものだな」と思うだけです。

ただ、明らかにビクビクされていると、もしかしたら患者が威圧しているのかもしれませんが、患者は不安ですよね。技術も重要ですが、やはりサービス業であり、患者とお医者さん、看護師さんは、実際に顔と顔を合わせてやりとりもしますし、肌も触れ合いますので、やはり自信を持ってもらいたい、そういうふりをして

もらいたいという気持ちもありましたね。

小西 これからは演技力をつけるようにも教育します（笑）。

中井 ええ、変な演技力をつけてもらっても困りますが、「それもありかな」と思います。

ドキッとしました！「医師が不潔」って、どういうこと！？

下村 それぞれの分野で業界用語があり、放送の分野でもたぶんおありになるでしょう。患者様として入院されたり外来に行かれた際、ドキッとした言葉や、わからなかった言葉などはありましたか。たぶん、私どもは普通に日常用語として使っていて気がつかない、患者様はわかってらっしゃるだろうと思って使っている言葉があるのかな、という気がします。

中井 そういえば、傷を消毒してもらったとき、若い先生が何人かと看護師さんがいました。先生が「僕の右手は不潔だから誰か代わってくれる？」といわれたのです。「不潔」ってどういうことよ!？っていう（笑）。いわゆるお医者さん用語の「不潔」と、私が考える「不潔」と、どう違うのでしょう？　別に本当に不潔ではないのですよね。「手術のとき、こうやって手を上げているのと一緒です」などといわれましたが。

小西 一般的な「不潔」という意味ではなく、完全にきれいに清潔に手を洗っているわけじゃなくてという場合に、医学的な「不潔」という

言葉を使ったりします。これはだめですかね？（笑）

中井 「不潔」は少しドキッとします。いいたくていっているわけではなく、おそらく、とっさに出てしまうのでしょうね。「私は今ちょっと触ってしまったからできないので、誰かやってくれる？」ということなのでしょう。すぐに慣れますが。

自分のパジャマを病院で着るのが最初は本当に恥ずかしくて……

中井 慣れないといえば、入院したときに何に慣れなかったかって、パジャマで病院をうろつくことでした。パジャマは家以外で着ることはまずないものですが、最初は自分のパジャマを持ってきてくださいと書いてあるので、自分のパジャマを持っていきました。ただ、自分の家でもない病院という公の場であり、しかも自分が外来でさんざん仕事帰りや仕事前などにお化粧もしてスーツなどを着て通った場所なので、自分の家で着ていたあのパジャマを着て、スリッパでみず知らずの人の間に挟まれて歩くということが、ものすごく恥ずかしかったのです、最初だけ（笑）。3回くらいですぐ慣れてしまいましたが（笑）、最初はこんなに不安なものかと思いました。

日常生活と違い、パジャマ1着でこんなに自分が弱者で、病人でという雰囲気になるのですよね。「ああ、もう私だめかも」とか、「ちょっと疲れた、歩いただけで」とか、着ている服だけでがっくりきたりするのです。自分で病人観がより勝手に高まるという感じがすごくしました。

また、傷の手当てなどを受けるとすごく汚されるので、途中からは病院の貸し出すグレー色などのズドーンとしたパジャマを利用しました。昔は入院患者というと、皆浴衣を着ているイメージがありましたが、今、浴衣を着ている人はいないのですね。皆パジャマやガウンなど、病院の貸し出すおしゃれ着のようなものを着ていて。

それと、皆病人だということですね。病室に入ったら「うわっ、ここは病人しかいない」ということです。「すごいところに来ちゃったな」という気持ちがあって、「自分は今ここに属しているんだ」、「弱い」って、精神的に少しがっくりきてしまいました。大した病気でもないのですが、それは感じましたね。

病院は「うまい、早い、安い」でなく「うまい、早い、心地よい」

小西 私たちはやはり病院は医療サービスなどといっていますが、決してまだまだサービスが十分でないところもあります。牛丼ではありませんが「うまい、早い、安い」（笑）じゃなくて病院は……。

中井 じゃなくて。

小西 やはり「うまい」は大事、「早い」も同じことをやるならやはり早くなければいけないということは重要なファクターです。ただ、「安い」ではなく、少し高くてもいいから、人によっては命がかかっているから安くなくてもいいのでしょうが、それよりも「心地よい、快適である」という雰囲気の環境をやはりつくらなければいけません。「うまい、早い、心地よい」ということが今の病院に必要ではないかな、と思っているのですね。

　私たちは、とかく治ってもらえさえすればいいと思いがちであり、心地よいサービスや環境づくりということにおいて、まだまだ不足した点があるのはよくわかるわけです。当院でも中井さんのお話をお聞きした後、「美穂ちゃんガウン」というか（笑）、入院患者さんにガウンサービスを始めさせていただきました。ご希望の方は、どうぞガウンもお使いくださいということです。

■ せっかく入院したので、病院をなるべく楽しみたい！

中井 まずは、ガウンがあると違うかもしれませんね。そのうち入院患者であるということが、だんだん誇らしくなるときもあるんですけどね。外来の人と違って「私、入院してるもん」みたいな（笑）。今はやりのホワイトバンドではありませんが、私はああしたものを着けるのも案外嫌いではなかったのです。外出が許可されたときも着けて出てきてしまい、「ああっ」と思いながらも、「これをしていれば行き倒れても助けてもらえるかな」と考えたりして（笑）。

　どうせ入院してしまったり病院に通わなければならないのなら、「もう、なるべく楽しんでやろう」とは思いました。病院にいる間に、マンガやドラマと本当の医療はどれだけ違うのだろうか、教授回診って本当にどれだけ皆引き連れてやってくるのだろうか、などなど、退院したら友だちに「こんなだったよ」といえるネタを探していましたね。

　また、看護師さんに「何時から何時の勤務なの？」とか、「そのスリッパはどこで売っているの？」と聞いたりもしました。ナースステーションに行くと、よく「ストッキング販売しています」などと掲示されていて、足のむくみをとるストッキングを売っていたりするんですよ。「スリッパは専門のナースショップで売っているんですよ」とか、「はやりがあるんですよ」などと聞くと、すごくおもしろくなってしまい、会う人ごとにスリッパをみたりしていました。

■ 自分の体や病気に向き合っていてもそれを忘れたい瞬間や気持ちもある

中井 自分の体であり、自分の病気と向き合わざるをえないわけですが、どこかでそれを忘れ

たい瞬間や気持ちもあるわけです。だから、病院にせっかく来たので業界用語を覚えて帰りたいとか、ナースステーションにも足しげく通ってみよう、勤務体系について聞いてみよう、図書館にどんな本があるのか調べてみよう、などと考えてしまいます。また、婦人科系の病棟は、皆さんが自前のパジャマを着ている確率が高いからか、ファッションが華やかなのです。今考えますと、なるべくほかのことで気を紛らわそうとしていたのかもしれないですね。

　日記もつけていました。こんなこといわれたとか、自分は今こういう状況であるとか。ずっとテレビはみませんでした。何かテレビというものをつける気がせず、また手術をしてからもすぐにはラジオもつけられなくて。だから、「ああ、やはり自分の仕事に少し関連があるようなものをなるべく遠ざけたい時期があったのだな」と思いますね。そんなことをして楽しんでいました。

■患者が医療機関を選ぶためにはどういう情報があればいいのか？

下村　ご本人やご家族が病気になられたら、患者様として医療機関を選んでいくわけです。そんな場合に、こんな情報があったらいいのにな、ということがあればお聞かせください。

中井　基本的には口コミで、「いい先生いるよ」と聞くことがわりと多いかもしれません。「自分がかかってすごくいい先生だったから、行くなら紹介してあげるよ」というパターンでしょうか。

　ただ、私は小西先生のNTT東日本関東病院に関しては、近所のかかりつけ医の先生のご紹介だったのですね。まず最初に、そのかかりつけ医に行ったのは、ある日突然お腹が痛くなって、主人が家のそばにある医院に電話したら、「すごく感じがよかったから大丈夫だろう」っていうんですよ。電話に出られたのは、たぶん先生だと思います。キビキビしていて、すごく感じのよい対応をしてくれたので、「そこに行ってみれば」といわれました。本当に近くにある医院で、前から知ってはいたのです。ただ、今風の医院なのです、「クリニック」と書いてあって、何かロゴマークなどがありまして、「大丈夫なの？」っていう（笑）。古ければ古いで「大丈夫なの？」と思うし、妙に新しくて頑張っていれば頑張っているで、「人気先行なんじゃないの？」と思うのが患者側の勝手な憶測なのですが（笑）。

　行ってみたら若い先生でしたが、昔からこの地域にいらしたようでした。大学病院の後はどこかの病院にいて、地元に戻って開業されたそうです。病状をみてもらって相談したところ、「これだったらこの病院がいいんじゃないですか」と紹介していただきました。

　ほかにもいくつかの病院のリストがあったの

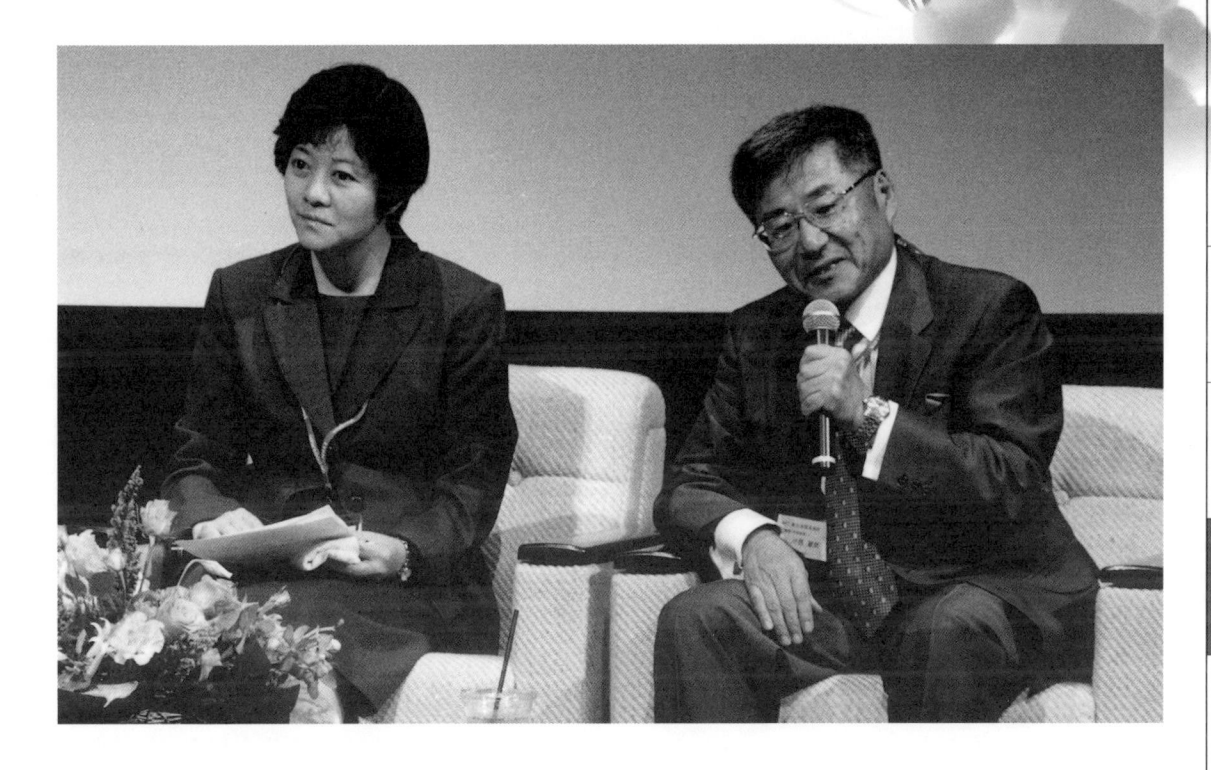

ですね。「この中から私がお勧めするならこちらです、なぜならこうこうこうだから」と理由がはっきりしていました。「それ以外で、もし女医さんをご希望でしたら、ここにクリニックがあります」とか、「このクリニックは、先生がけっこう代わっているみたいです」などと教えてくれたんですよ（笑）。地元の先生なので、連絡会というか、その近所の病院の情報をつかんでいるのだなと思いました。

「婦人科に行きたいなら、こういう病院もありますよ」とか、「ここの機械は素晴らしいので、検査だけ行かれたらどうですか」、「何をやりたいのですか」、「家から近いほうがいいですか」、「例えば婦人科だけでなく、外科や内科などリレーションがよい病院のほうがいいですか」など、いろいろ聞かれて、それで最終的には小西先生をご紹介していただいた、という形です。

下村 それはすばらしい選択だったと思います（笑）。

患者自身が病院を選択することはやはり難しいのか？

小西 今、病院についてのランキング本がものすごく多いですよね。あれ、当たるのですかね。

中井 週刊誌の記事などもありますね。

小西 きっと患者さんの方々はなかなか情報を得る機会がないから、ランキング本や週刊誌によく出るのでしょう。私など、やはり医療界の学会でいい発表をしていればいろいろな先生から患者さんを紹介してもらえるはずだということで、そういう努力もしています。ただ、中井

さんのお話を聞くと、やはり地域と密着して、自分の近くの病院の先生がほかの病院の先生を選んでご紹介していただくわけです。だから、患者さんが自分で選択するということはなかなか難しいのでしょう。結局、知り合いの先生やかかりつけ医に「ここはいいよ、この先生がいいよ」などとご紹介されるのが、よいパターンなのでしょうね。

中井 そうだと思います。その先生が「もしそちらに通われて何か不都合なことがあれば、ほかの病院もご紹介します」といっていました。すみません、そういうことにならなかったので今いえたのですが（笑）。また、「いろいろデータをやりとりしてもいいですか」とも聞かれました。例えば「小西先生にはこういう文面のものを私からお送りしておきました」といわれ、同じものをコピーしていただいたりしました。やはり、先生がなさっていることを小まめに教えていただいたのは、すごくよかったです。ただ、そのかかりつけ医の先生と私はわりとうまが合ったという面もありました。そこで失敗していると次はないわけですよね。だから、そのかかりつけ医の先生と出会ったのが、私はすごく運がよかったと思っています。

小西 だけど、一つの病院にもし患者さんが集中して大勢来られたら、それこそ本当に、外来でお待たせしてもお待たせしても、こなしきれないということがありえるわけです。下村さんのなさっている地域連携とは、「患者さんの状況に応じてお近くにかかってください。そのお近くの病院にも、当院での情報を全部、頻繁なコミュニケーションによってお伝えしているから安心ですよ」ということで進めていくわけであり、我々も今努力しているわけです。

患者さんが本当に知りたいことは入院期間やコストのことだと思う

下村 おっしゃるとおりです。逆に先生にお尋ねしたいのは、病院側から患者様や一般の方々に、どういったデータや情報を提供したらいいのかということです。先生の病院は特に電子カルテが入ってらっしゃいますし、外科のスペシャリストですから、手術に関しても今後どうなのでしょう。

小西 自分の病院を選んでもらうために、という話ですか。

下村 そうです。カルテ開示についてはほぼ一般的なお話かと思いますが、病院側から社会に向けてどのような情報を発信していけばよいのでしょうか。その一つは広報ということにもなるのでしょうが。

小西 今まで病院は情報をあまり明らかにしてはいけないということでしたが、患者さんが病院を選ぶ、医師を選ぶという時代になってきています。だから今、いろいろな形で各病院がむしろ情報をオープンにしないと患者さんに選ん

で来てもらえないという状況になってきているわけですよね。そこで、どういう状況や真実をオープンにすればよいのか。ハッタリばかりの数字を並べてもいけません。正直ながらも信頼していただけるような数字を出す必要がありますが、なかなか難しいことがあるのですね。患者さんの傾向によって治療成績も違ってくるし、それを正直に出すと患者さんが誤解してしまう面もあるので、けっこう難しいのです。

しかし、いちばん患者さんが知りたいことは、手術の治療法や、薬は何を使うのか、といった細かなことではなく、正直やはり入院期間やコストがどれくらいかかるのか、といったことだと思うのです。そういうことを、やはりもっともっとお知らせしなければいけません。そういうものをみていただいて、また病院を選んでいただくわけです。

手術もお好みメニュー方式で患者さんに選んでもらうことが好評

小西 例えば鼠径ヘルニアの場合、day surgeryの時代ですから、当院では日帰り手術でもかまいません。日帰りでも1泊2日でも2泊3日でもいいのですが、それぞれのクリティカルパスを提示して、患者さんに選んでもらっています。つまり、この3種類のどれでもお好みに合わせて手術しますからというお好みメニュー方式の鼠径ヘルニア手術をしているわけです。けっこ

う、受けているんですよね。

中井 今、保険でも各社から見積もりをとることができますよね。病院もそれができるといいのにな、などと思ったことはありますが。

小西 例えば、その鼠径ヘルニア手術は日帰りでは32,000円、1泊2日では37,000円、2泊3日で42,000円と、5,000円ずつ入院料が違ってきます。その中で、どれが患者さんにいちばん選ばれると思います？

中井 真ん中。

小西 うーん、真ん中はいちばん少ないですね（笑）。今のところ、いちばん高い2泊3日が多いのです。いちばん高いものがいい治療と思われるのかもしれませんが。

中井 なるほど、わかります。自分でけちったと思いたくないのですよね。

小西 しかし、最近はとにかく忙しいから早く帰りたいということで当院を選んだ、ぜひ日帰りにしてほしいという患者さんも、だんだん増えてきていますね。情報をできるだけオープンにして、その中で病院を選んでいただくという時代になっています。だから、電子カルテなどによって、いろいろな数字や情報も容易に出せるITを備えていたほうがいいですね。病院は好むと好まざるとにかかわらずそういうことを進めないと、患者さんのご希望にお応えできないのではないでしょうか。

■ 患者は自分の体の貴重な資料である
　カルテ内容やデータを持っていたい

中井　絵門ゆう子さんというエッセイストでNHKのアナウンサーをやっていらした方が、今がんで闘病中です。絵門さんが朝日新聞に連載しているエッセイの中に、患者が自分自身の病歴やそれに伴うMRIの映像などを1枚のCD-ROMなどに入れ、自分のこれさえ持っていれば、初めての病院や自分の好きな病院に行ったとしてもある程度のことはわかってもらえるというものを、なぜ患者が自分で持つことができないのでしょうか、と書かれていて「ああ、なるほどな」と思いました。

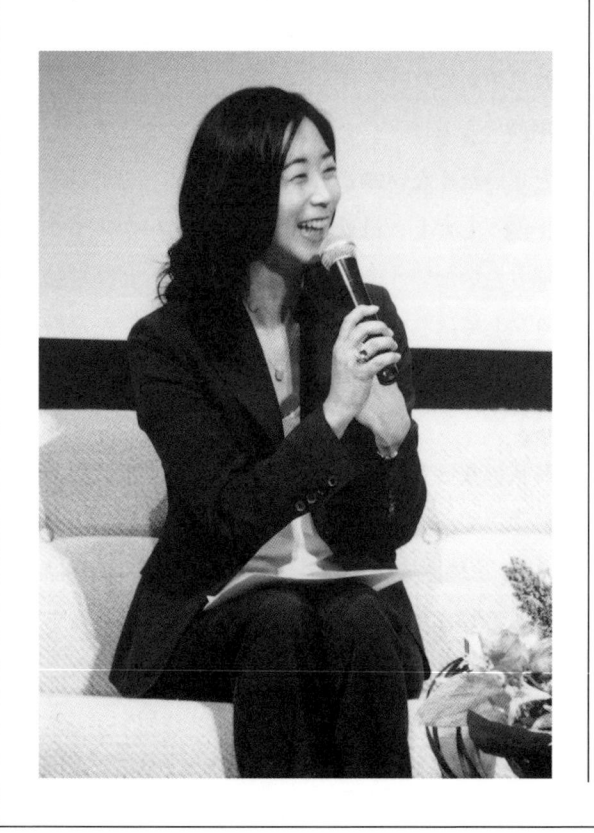

　「いや、1回手術したんですよ」「どんな手術でした？」「ええ、何とかの手術なんですけど」って、それ以上のことは患者はプロじゃないのでわからないわけですよね。でも、たぶん医療従事者の方が書いたカルテなどをみたりすれば「ああ、こういうことか」、映像一つみたら「ああ、きっとこうだったのだろうな」と、すぐにわかってもらえるものを自分が持つということは、できないのでしょうか？

小西　カルテは誰のものか、ですよね。

中井　まあ、そうですね。

小西　私など、ずっとメモ代わりの備忘録みたいに書きなぐって、誰も読めない、自分も読めないような字で書く（笑）。そういうことが紙カルテの時代にはけっこうありましたが、現在、カルテは医師のものでなく患者さんのもの、という意識ができてきました。電子カルテのように誰がみても読めるという、しかもプリントアウトしてすぐお渡ししなければいけないということになったわけです。

　手術記録もできるだけ正確に早く書いて記録として残しておかなければなりませんが、現実には「うちの医師は手術記録をなかなか書かないで困っている」などと、ある大学教授がいっていました。患者さんが自分の状態を全部把握して、ほかの医師や医療機関にかかったときで

も正確な情報で最善の治療をしていただくためにも、それはもうお渡ししなければいけない時代になってきているのですね。

■ "これが自分の病歴です"と
患者がデータをストックしておく

中井 生きてから死ぬまで、一つの病院にずっとかかるということは、もはやないと思います。やはり場所が変わったときや、先生がどんどん変わっていったときに、同じ病院でしたらカルテは残っているのでしょうが、その病院自体が例えばなくなってしまったとか、どこかと統合してしまったなどといった場合に、せっかく私の体のことを記した貴重な資料である昔のカルテがどこかにいってしまったというのでは困ります。それは出しておいてもらうか、プリントアウトしてもらうとか、コピーしてもらったものを患者のほうでせっせとためておいて、病院にかかるときに「これが私の病歴です」と出せるように患者側がスタンバイしておくという形のほうが早いかなと思うのですよね。

小西 今までカルテを求められても、コピーしに行ったり、またサマリーをまとめたりして、けっこうたいへんだったのです。患者さんごとに資料を請求しなければならないけっこう煩わしい面もあったのですが、電子カルテになると、もうプリントアウトは機械で簡単にできますし、また紹介状もワープロ式でわりと簡単に書

けるようになってきましたので、あまり煩わしくないですね。

中井 あとはセキュリティの問題ですよね。誰でもみられる、つまり、みられたくない人にもみられてしまう、といった可能性は上がってしまう気がします。

■ 世界共通の電子カルテができれば
患者は世界のどこに行っても安心！

小西 はい、どうぞ、加納先生（会場に向かって）。

加納 亀田総合病院の加納宣康です。今のカルテをみるという点ですが、亀田総合病院の場合は、患者さんが登録されれば自宅のコンピュータでカルテがみられるようになっています。また、希望されればFOMAなどの携帯電話でもみられるように今なっています。私としては、患者さん全員がそうしてくださるとありがたいと思っています。

そのようにカルテをみていらっしゃる方は、自分のがんの進行度や自分の感想などを、ときどきメールで私に送ってくださったりします。普通の診療時間中では十分に話し合えなかったようなこともメールで話し合えたり、手術後に私の手を離れて内科で化学療法を受けていらっしゃる状態でも、「私は今こういうふうでこんなことを思っています」と連絡くださるのです。そうすると、私としては非常にうれしいし、安心もしますし、その人ががんを再発して治療な

さっている場合でも、「今この人はこういうことを考えておられるな」ということがよくわかりますね。また、夜暇なときに私からメールを送ればお話ができます。

　私としては、将来世界中のカルテが全部電子カルテになって、皆さんが病院に行かなくても自宅で自分のカルテがみられるというようになってもらいたいと思っています。

　私が毎週新聞に書いているエッセイに以前書いたことですが、世界中のカルテが電子カルテになって、かつ、どこの国へ行っても同時にその国の言語表示に変わって、その電子カルテをパッとみることができるような時代が来れば、ひとりの患者さんが世界中どこへ行っても全部OKなので、そうなってくれればいいなと思っています。

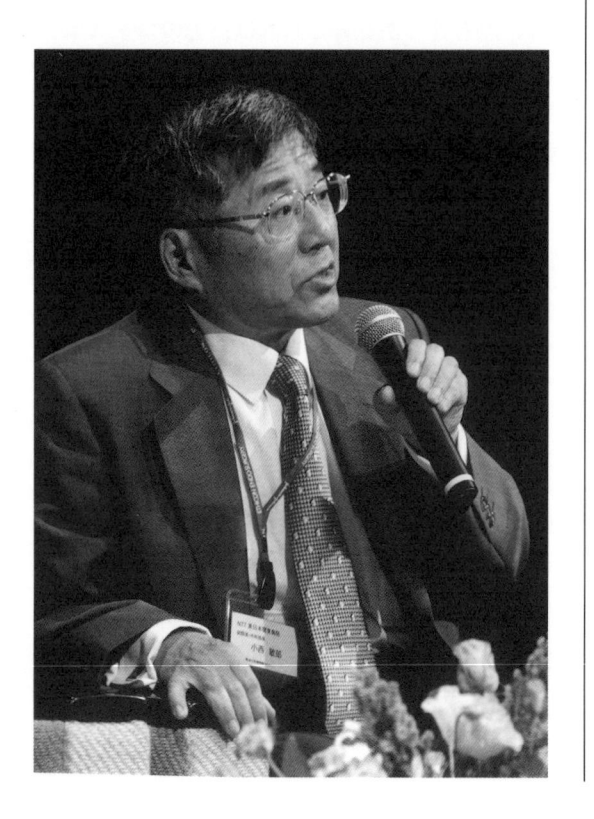

中井　本当に、海外に行ったときは絶対に説明できるわけありませんよね。「どんな手術しましたか」と聞かれても、もうその手術用語がまずわからないし、「サージャリー、サージャリー」などとしかいえないでしょう（笑）。もし倒れたときはどうすればいいだろうと思って、私は海外旅行に行く前に、「この人はこんな手術を受けましたよ」ということをその先生に書いていただきました。「何かあったらこれをみせよう」「救急車などを呼ばれたり、ムッとされたら、これをみせよう」と思って、それを書いてもらうことまではやりました。ただ、今のお話のように電子カルテでしたら、そういうことは当然クリアになっていくわけですよね。

将来は、患者自身が自分の体の情報を管理することになる

小西　ただ、先ほど中井さんがおっしゃったセキュリティの面で、電子カルテもネットワークでつなぐとウイルスが入ってくるかもしれないので、ネットワークでつなぐことはまだまだ難しいと思います。ただ、患者さん自身が自分の情報を個人で管理するということが当たり前になってくるでしょうから、自分でそれを持って

歩くという分には構わないでしょう。どこへ行ってもすぐみられるというようにはまだなっていませんが、でも必ずそういう方向に向かうと思いますね。

ただ、絶対これだけは患者さん本人が知らないほうがいいということも、ないわけではないので、そこが考えどころですね。

中井 そうでしょうね。何でも知っていればいいというものでもないのでしょうね。

そういえば、私、お財布に診察券を入れていますよ。なぜなら、どこかで倒れたときに診察券があればその病院へ絶対に連絡してくれるだろうと思うからです。その病院に連絡してくれたらカルテが残っているので、たぶん生身で行くよりもいいことがあるのではないかと思うのです。

小西 そういう意味では、もし診察券があればこちらへメールで問い合わせが来たり、ファックスでお答えすることなどができる時代ですから、非常に賢明な方法ですね。

中井 まあ倒れるわけないと一方では思っていますが、何があるかわからないので、注意するようになりましたね。

入院治療計画書どおりに進まないと患者は複雑な気分になることがある

下村 ところで、入院された場合、入院治療計画書というものをご覧になったことがおありか

と思います。現在はたぶん外科系に多いのでしょうが、これはスタッフ用と患者様用の両方あります。

中井 何日目に何ができるようになりましょう、などと書かれているものですね。

下村 はい、目標を患者様と一緒に共有するということを、たぶん日本中の病院が今取り組んでいます。ただ、つくっているのがいかんせん病院に勤めている者なので、患者様として本当に知りたいことって何なのかなと思うのです。

また、絵門さんもご講演の中で話されていましたが、患者にしかできない、患者様が参加する、もう患者様が主人公でご自身で治していくという意味で、患者様がすべきことや、入院治療計画書の中でこれを書いておいてほしかったな、これが知りたいのにと思われたことは何かありましたか。

中井 計画がクリアできないと、何か自分が悪いような気になってしまいますよね。私の傷の治りが遅いから、先生ごめんなさい、といった感じでしょうか。患者は、「先生が悪い」と感じるときと、「私の体がいまいちだめだからだ」と思うときもあり、こうした精神状態のことを考えると難しいです。やはり傷が治っていくとともに、精神的な気分も自然と上向いていくとは思いますが、それまでの停滞期間みたいなときがけっこう嫌ですよね。「いつ治るのかな」とか、「あの先生こんなこといっていたけれど

も全然くっつかないよ！」とか、「本当に？」みたいな気持ちが表われてきますが、治りかけると「ああ、やはりいわれていたとおりだったんだ」と変わっていきます。

■ 看護師さんは励ましてくれるし、やはり相談できる相手！

中井 やはり看護師さんというのは、患者にとってすごく相談できる相手ですね。医師にはいえなくても、看護師さんにはちょっと相談できるということが私には多くありました。先生はすごく忙しいので、本当にここぞというときに最終的にやっていただくという面がありますが、それ以外は看護師さんが励ましてくれました。「自分の担当した患者さんでも中井さんと同じような感じの人がいましたが、でもみた感じだとこうですし、良し悪しはあると思いますが、そんなに心配するようなことはないと思いますよ」などといわれただけで、「ああ、そうなんだ。この人がいうのだから」と安心します。まず、看護師さんとうまくコミュニケーションをとることが、患者にとって大切だと思います。その看護師さんが、お医者さんとうまくコミュニケーションをとってくれて「その患者さんがこういうことを訴えていた」と伝えてくれれば、次にお医者さんが来たときにその答えをすぐにいってくれたりするので、患者はもう1回説明しなくてすむのですよね。

例えばお医者さんが、「この間の看護師の何とかさんから、中井さんがこうこういってたって聞きましたが、あれね」などといっていただければ、「その連絡をちゃんとしていただいたんだな」となって、どちらにも信頼感が増すということがあります。看護師さんによっても、昔は例えば外科の病棟にいましたとか、婦人科の病棟にいましたとか、スペシャルな部分があるのですよね。だから、「私はいろいろな患者さんをみてきたし、こうした患者さんをたくさん扱ってきたので、心配かもしれないけれども大丈夫です」といってくれたり、看護師さんにうまく精神的な面でかなりフォローしてもらったのではないかなと感じています。

病人は「早く治したい、早く一つでもいいからできるようになりたい」と力が入っていますが、でも、そこを「まあまあ、まあまあ」といって肩の力をうまく抜いてくれるような看護師さんが、私にはすごくいい看護師さんなのではないでしょうか。でも、自暴自棄になっている人にやる気を出させるというパターンもあるでしょうから、私みたいな患者の場合はたぶん、そういう力を抜けさせてくれるという方法がよかったのだと思います。

■ 精神的に楽になりたくて、病室に気功の先生を呼んでしまいました

中井 医師や看護師さんは、患者さん一人ひと

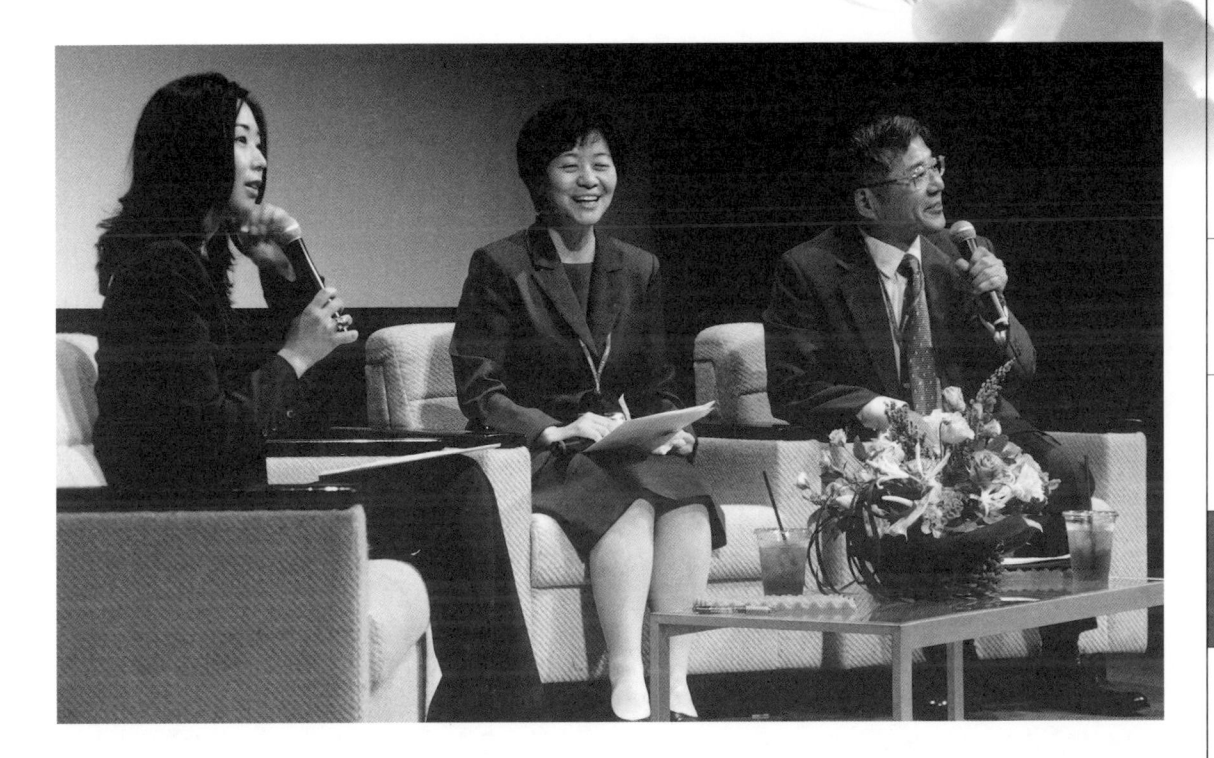

中井美穂さんと語る——今、病院に変わってほしい

りに合ったオーダーメイドの治療法なり、おだて方なり、励まし方なりを日々考えなければいけないし、患者は患者で、体と自分が分かれるわけにもいかないので、四六時中自分の体の中に起きている嫌なこと、悪いこと、もう「なんで、こうなっちゃったのよ」という気持ちから四六時中離れられないのですよね。それこそ、ほかのものとは離れられても、生まれてから死ぬまで体とだけは離れられないわけです。

　私は、精神的な部分を少しでも助けてもらうために、やってよかったのかどうかわからないのですが、気功の先生という人を1、2回病室に呼んだことがあります。私の母はそれを聞いたときに、「あなた、何てことするの。お医者様に反感買うわよ！」っていったのです。「お医者様が気を悪くするじゃないの」といわれて

も、私はお医者さんを信用していないわけではなくて、気功というもので少しでも気分的にプラスになればいいなと思ったのです。いちばん悪いときに試しておけば、その気功が効くかどうかわかるではないですか。調子いいときにその人に会ってもたいしてよくならないのですから、悪いときに会ったらその人の力が本物かどうかわかると思って、これ後付けなのですが（笑）。

　そのときはたぶん、実際に体が治るかということ以上に、その人が来てくれたらいいことが起きるかもという精神的な救いを本能的に若干求めていたところがあったのですね。その気功の先生を呼ぶことに、主治医の先生は「いいですよ」といってくださったのです。「どんなことをしたのですか」と聞かれても、「いや、気功

といっても、何かよくわかりませんがこんなことをしていました」というだけだったのです。ただ、主治医の先生にとって、担当患者が自分の分野とは違ったそういう治療を受けたいということは、本当はやはり母がいうように感じ悪いのですかね？（笑）やってはいけなかったかな、と思って。でも、自分としてはやってよかったのですが。

小西 多くの病院はそういう準備をされていないですよね。現状は保険で認められている医療を十分備えることに一生懸命で、また自分たちが得意でない分野というか、あまり効果がない（笑）という分野には積極的に備えないということが実際でしょう。手術を受けるのをやめて、気功で治りますよという人が現れても困るから（笑）。

中井 そうですよね。気功で治るとは私も思っていないのです。ただ、精神的に少しすがるというか、少し目先を変えたかったのです。毎日毎日ベッドに寝たきりで同じように点滴されて、同じように消毒されて、「またこれで1日終わりか」と思いますが、気功を受けると少し変わるかもしれませんよね。そういう変化を求めたかったのです。

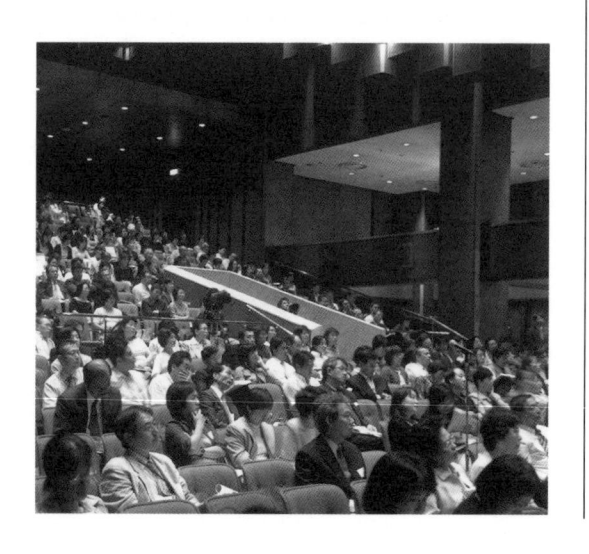

アロマテラピーなど治療以外のサービスが病院にあればいいな

小西 そういう意味では、予定どおりいかなかった場合のサポートに対する配慮が十分されていなかったのが、今までの病院の体制だったでしょうね。そういう点は、やはりもっともっと改善していかなければと思います。

中井 例えば、アロマテラピーや足つぼマッサージなど、治療の効果としてはどうなの？といったものも現在ありますが、アロマの匂いを嗅げば少し気分がよくなったり、足をマッサージしてもらったら気持ちがよくなったり、病院側にしてみればそういうオプションはどうなのでしょう。ただ、それは治療法とバッティングしてしまったらだめですし、素人なのでわかりませんが、東洋的なこともわかってくれる西洋医学のお医者さんがいたら、傷のことや薬のことなどは西洋医学でやっていただくとしても、鍼や灸、アロマテラピー、リフレクソロジーなども混ぜ合わせて病院が提案してくれたらいいの

にな、と思います。

小西 それは、看護師さんたちにとっても大きな研究テーマで、いろいろなことが進められています。我々のような西洋医学の医師だけでなく、そういうサポートの研究がずいぶん広がっていますし、どんどん増えてきつつありますが……。

中井 でも、前の病院の先生は「内心はすごく嫌だった」とおっしゃっていました（笑）。「そんな、私の患者で気功の先生を呼ばれたら、ちょっと合わんかな」って（笑）。本音はそうなんですよね。小西先生のときに試したわけではないのですが、やはりそういうものですよね。そういうことが、患者はわからないのです。とにかく、今痛いのを何とかしてほしいのですが、西洋医学でというのはもう限界があるのかもしれないし、ちょっと逃げたいという気持ちもあったりしたのだと思います。

小西 だから、まだまだいろいろ努力をしなければいけませんね。本日の中井さんのお話を伺って、そういう患者さんの立場に立って病院全体の環境をよくする、選ばれる病院になるための情報提供の仕方、どの病院にかかっていただいても最善の治療が受けられるような環境をつくっていかなければならないということを、改めて強く感じさせられました。

どうぞ最後に、中井さんとご主人のこれからのご活躍をお祈りして皆様から御礼の拍手をいただければと思います。

〔拍手〕

中井 ありがとうございました。

Part 4

医療訴訟から学ぶ病院経営

第4回最強の医療戦略セミナー
(2005年9月22日)

はじめに……………………………………………小林誠一郎
患者さんからみた医事訴訟………………………森谷和馬
病院からみた医事訴訟……………………………西内　岳
医療経営と医療安全………………………………古川俊治

Part3/Part4 総括発言……………………………出月康夫

Part 4 医療訴訟から学ぶ病院経営

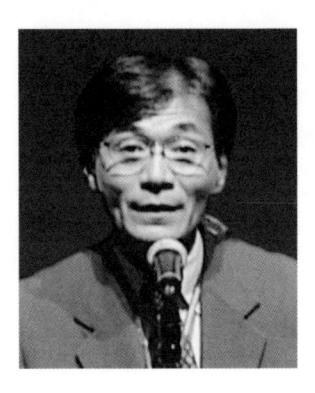

● はじめに
患者さんとの信頼関係、事故直後の説明が重要

小林誠一郎
岩手医科大学医学部附属病院副院長

　残念ながら医事訴訟件数は年々増加しています。精神的、経済的、時間的損失が多大であるにもかかわらず医事訴訟が増加する背景には、「事故に対して納得できる説明が得られない」という患者さんサイドの切実な思いがあります。ともすれば、病院側は患者さんサイドより医学知識や事故に関する情報が豊富であるという優位性から「穏便に済ませたい」という意識が働きやすく、「どうすれば医師・病院が罪を問われないか」といった姑息な観点での対応に終始しがちです。しかし、本来の対応の姿は患者さん側が経過に納得できない医療が行われたという事実を認識し、それに対して事実関係を包み隠さずわかりやすく説明し、納得してもらう努力をすることにあります。さらには、医事紛争の経験を病院の改善、医療の改善につなげる努力をすることにあります。訴訟という場は「患者さんが生の声で、言いたいことをいえる唯一の場であるかもしれない」という切実な現状を真摯に考える必要があります。

　本セミナーでは医事訴訟を通じて病院を改善する、しいては病院経営につなげることをテーマとして立場の違う3人の演者の先生にご講演をお願いしました。
　まず、患者側の弁護をもっぱらとされている森谷和馬弁護士。森谷氏は、医事訴訟の増加とその背景にある医療不信を述べたうえで、訴訟の根底には医療者側の十分な説明の不在があることを踏まえ、ありのままの説明の重要性と医師として医療機関としての社会的責任を果たすことの重要性を指摘しました。そのうえで、経済的補償はいうに及ばず、同じ過ちを繰り返さないという医療機関の取り組みが不可欠であることを述べておられます。事故が起こった場合、常日ごろから病院は、患者側が何でも質問できる環境づくりを行い、事実をありのまま述べる姿勢を貫き、疑問や質問に対応する窓口をシステムの中に構築することが大きな課題であると結んでおられます。

次に、病院側の弁護をもっぱらとされている西内岳弁護士は、事故が起こった場合の病院側の対応として、森谷氏同様速やかな事実関係の説明と道義上の遺憾の意の表明の重要性を指摘し、「裁判上の判断は医療水準に照らし合わせた過失責任主義に基づくものである」ことを述べました。また、医事訴訟の長期化に対する裁判所側の取り組みとして、医療集中部の設置や複数鑑定制度などを紹介し、今後の方策として裁判外紛争処理機関についても言及しています。まとめとして、医事紛争に発展するほとんどのトラブルの発生原因はコミュニケーション不足にあるため、常日ごろよりの説明を介する患者・医療者間の信頼関係の構築が必須であることを強調しておられます。

最後に、医師であり弁護士である古川俊治先生は、最近の医療事故防止活動に対して言及しました。アメリカでのリスクマネジメントや本邦における医療安全対策が医療訴訟の実質的な減少につながっていないことを挙げ、インシデントリポートシステムや医療安全対策のコスト面が抱える問題点を指摘されました。また、医療の質の向上やTQM活動が病院経済や患者満足度に直接反映しないことを述べ、医療の質においての市場論の是非を議論するのは時期尚早であることを強調されました。医療安全の本質は、現場優先ということであり、成員の視座に立った安全対策のシステムモデルをつくり直す必要性を述べ、演者の研究しているSSM(Soft Systems Methodology)を紹介したうえで、これからの安全対策は、実行上の過誤(ケアレスミス)を対象とするのでなく、現場スタッフの自発的意志に基づく医療水準・医療の質の向上を目指すことにより計画上の過誤(不適切な診療)に積極的に対応していくことが今後のあるべき方向であると結論しておられます。

3題の講演からわかることは、事故に至るまでの医師と患者間のコミュニケーションと事故発生後の納得できる説明の重要性でありましょう。患者サイド、医療機関、行政、司法が一体となった今後の医療安全対策への取り組みが必須であるといえます。

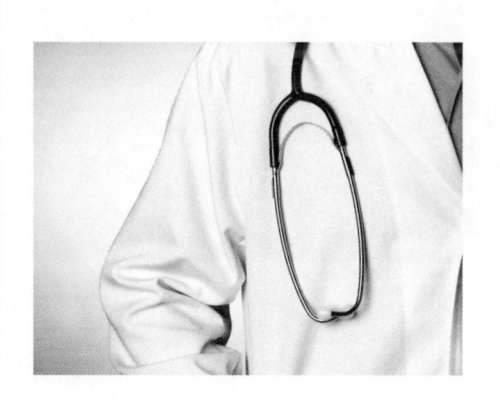

Part 4 医療訴訟から学ぶ病院経営

第4回最強の医療戦略セミナー
(2005年9月22日)

患者さんからみた医事訴訟

医事訴訟(医療過誤訴訟)が急増している。どのような場合に紛争や医事訴訟に至ってしまうのか。医事訴訟で患者側が本当に訴えたいこと、知りたいこととは、いったい何なのか。患者側と医療者側との信頼関係を損なわないための具体的な方策はあるのか。
患者側の医事訴訟に長年携わってきた弁護士が、赤裸々に語る。

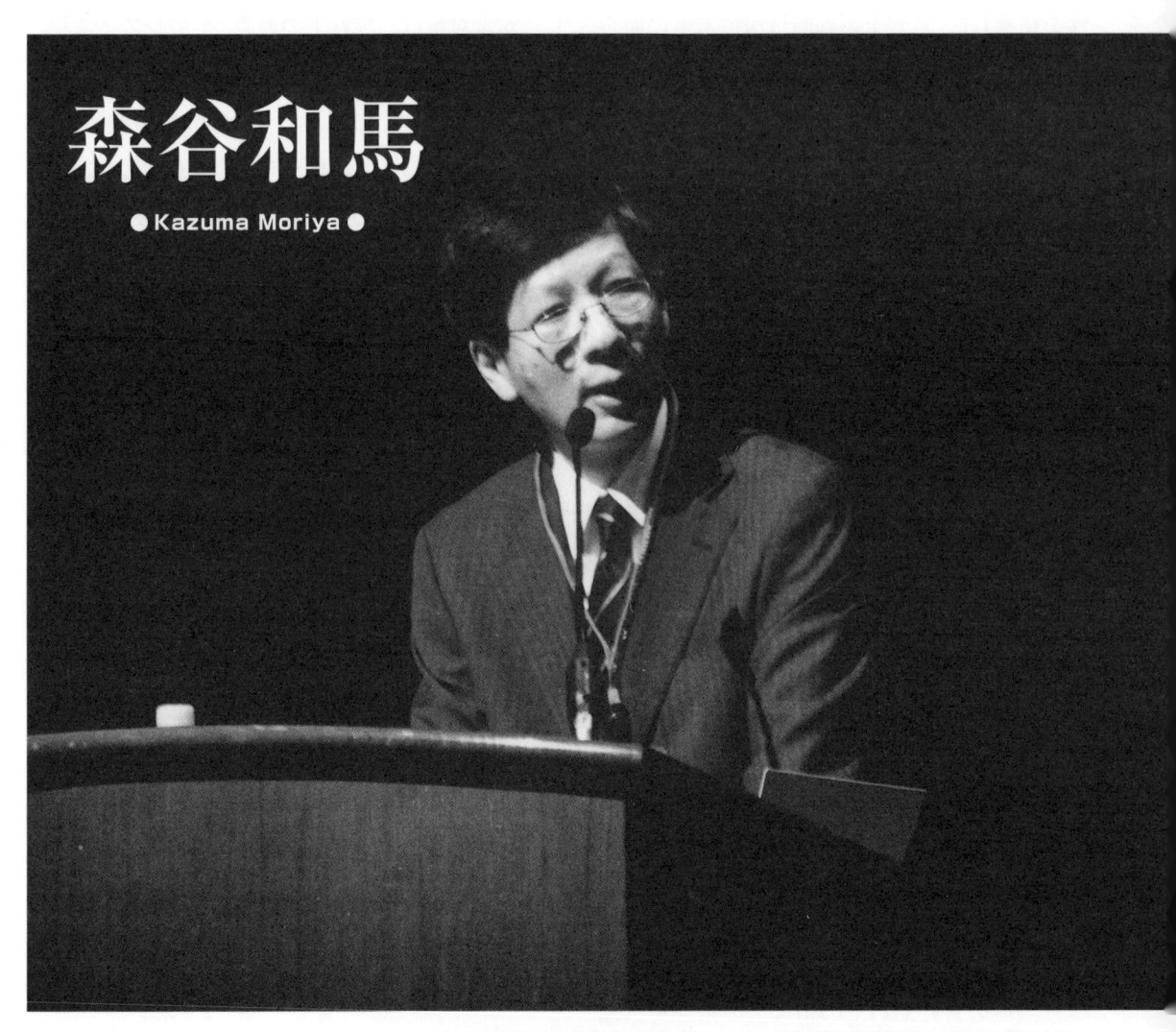

森谷和馬
●Kazuma Moriya●

1973年早稲田大学法学部卒業。1976年弁護士登録(第二東京弁護士会)。2002年4月より仲田・森谷法律事務所。東京三弁護士会医療関係事件検討協議会委員。医療事故研究会(東京)代表。

医事訴訟は急増し、10年で約2倍。期間も、通常の3倍かかっている

私は弁護士として、もっぱら患者側の相談を受けて交渉あるいは裁判などをしてきました。本日は、こうした立場と経験をもとにお話しいたします。

最初に、現在の医事訴訟の現状からお話しすべきかと思い、要約してみます。訴訟件数は、極端にといいますか、大幅に増えています（この10年で約2倍）。専門訴訟が増えているということは、裁判所に対する大きな負担になっています。また、裁判が起きてから地方裁判所の第一審判決が出るまでの平均が約27か月であり、通常事件の約3倍といわれています。**図1**からおわかりのとおり、平成7（1995）年に500件弱であったものが、平成16（2004）年はすでに1,100件を突破しています。

図2はご参考までに、裁判所に提起された事件の中でどんな診療科目が多いかということをグラフ化したものです。内科は非常に幅が広いので多く、外科は手術が伴いますので紛争も起こりやすくなり、さらに整形・形成外科、産婦人科と続いています。歯科の事件もけっこう多

図1・医療過誤訴訟 - 最近10年間の推移

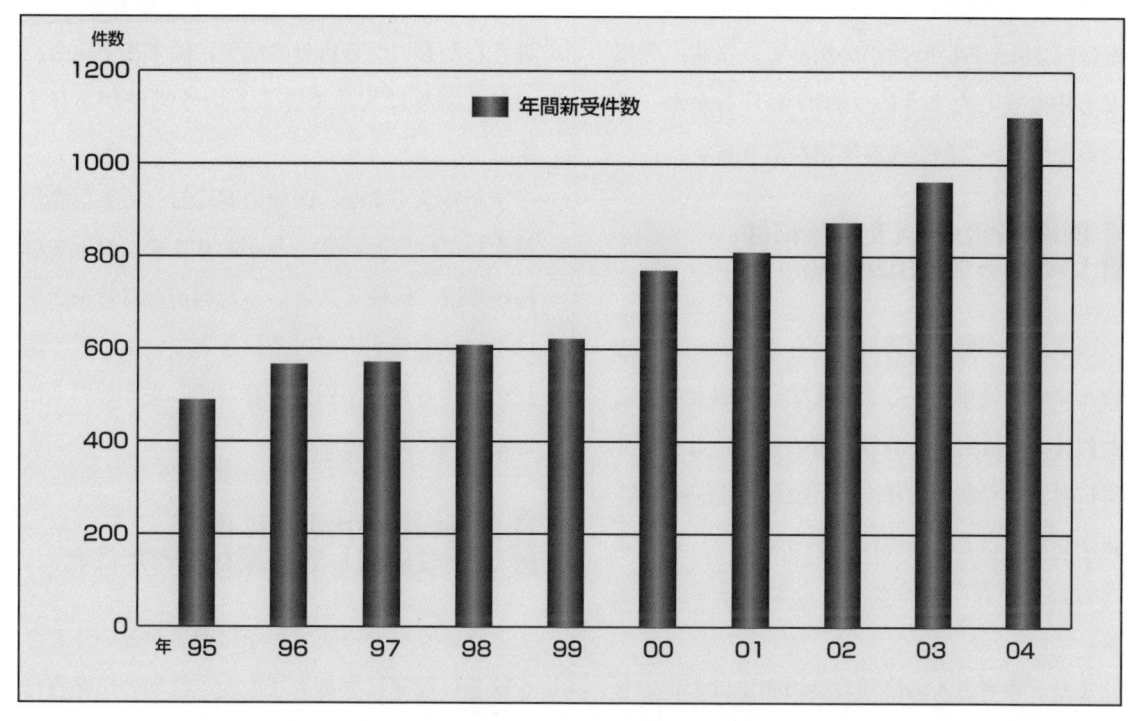

いということがおわかりいただけるかと思います。

図3のうち、既済件数とは、その年度で事件が終わったという数です。未済とはその年度で持ち越しがあったということなのですが、このようにほとんどの年度で新しく入ってくる事件のほうが処理件数より多く、未済の件数がどんどん増えているという実情があります。

裁判にはどのくらいの時間がかかるのでしょうか（図4）。統計によれば、通常の事件が平成7年でも10か月くらいで済んでいたのに、医療過誤事件はなんと37～38か月もかかっていたという実情がありました。両方とも少しずつ減っていて、短縮傾向にはありますが、現在でもほぼ3倍くらい時間がかかっています。先ほども申しましたように、約27か月もかかっているという、たいへんな実情があります。

医事訴訟が増えた背景にはいろいろな理由がある

医事訴訟が増えた背景は、もうおわかりと思いますので簡単に申し上げます。医療ということ自体が自分自身、家族、身の回りにとって非常に身近な存在であり、常に国民の関心事です。誰かが患者として病院にかかっており、遠いようで近い存在であるということがまずあります。

また、患者さんの権利意識の向上は否定できません。医療はサービス業という感覚があり、自分はサービス業の消費者であるという感覚があります。サービス業とは、当然、対価を得て満足を与えることが本質ですが、その結果について満足できないという感覚が紛争につながることもありうるわけです。我々弁護士の仕事もまったく同じサービス業であり、同じ問題を抱えています。

次も常識的なことですが、医療に関する情報の入手が非常にたやすくなったということがあります。テレビ・新聞などのマスコミ、また本屋に行けばたくさんの啓蒙的な解説書が並んでいますし、患者会や、最近ではインターネットのような手軽な手段もあります。患者さんは、こうしたものから自分の病気に関する情報をたいへん容易に入手できるという実情があります。

また残念ですが、医療内容に対して不信感が増大しているということがあります。最近では医療事故、医療ミスといった報道が日常茶飯事に近い状態ですので、それをみている一般の国民からすると、不信感が募ってしまうということが現実にあります。

医事紛争の出発点はまず、予期せぬ悪しき結果が起きたこと

どういうパターンで紛争に至るかということを図5に簡単に整理しました。最初の出発点は

図2・診療科目別受付件数(2004年)

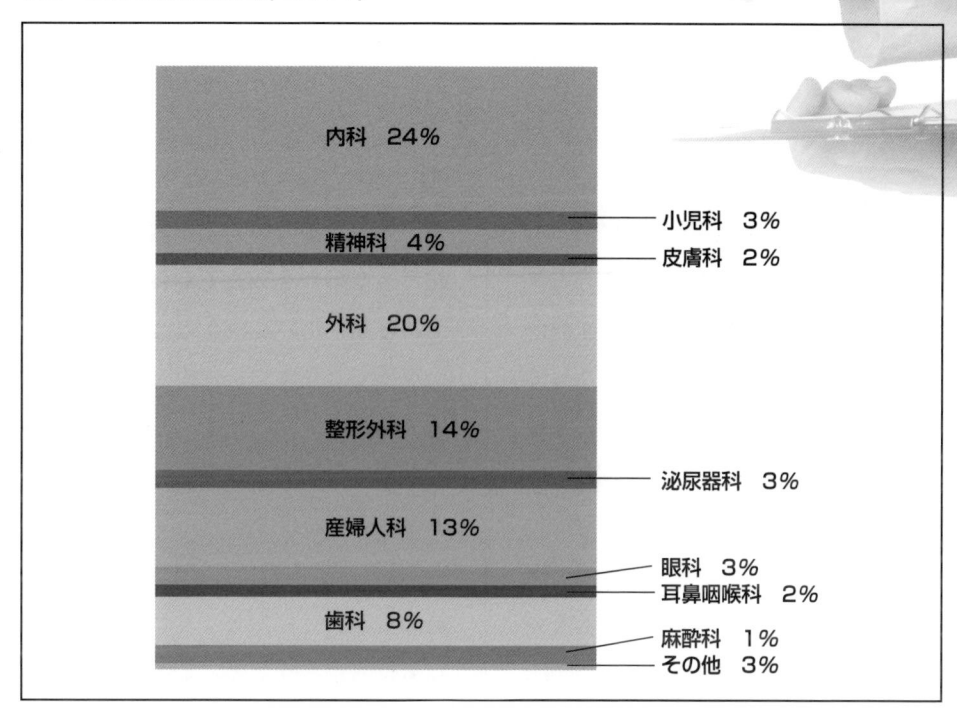

- 内科　24%
- 小児科　3%
- 精神科　4%
- 皮膚科　2%
- 外科　20%
- 整形外科　14%
- 泌尿器科　3%
- 産婦人科　13%
- 眼科　3%
- 耳鼻咽喉科　2%
- 歯科　8%
- 麻酔科　1%
- その他　3%

図3・医療過誤訴訟 - 事件処理の現状は？

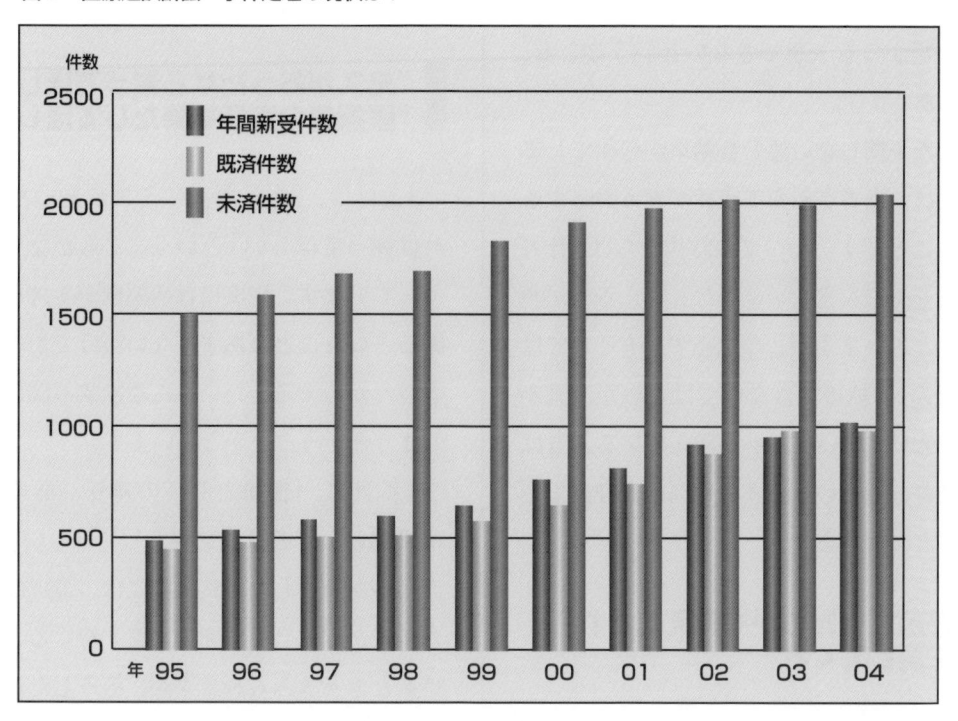

凡例：年間新受件数、既済件数、未済件数（年 95〜04）

悪しき結果、それは死亡や後遺症などですが、悪しき結果が起きてしまったことがもちろんスタートであり、その中でも患者さんやご家族が予期していなかった場合がやはり紛争になってしまいます。左下のように、患者さんやご家族がその悪しき結果を十分理解をして予期していれば紛争にはなりません。

ところが、これを医療者側からみますと、医療者側はきちんと周知をしていて予想もしていたのだということも場合によってはあります。そのとき、患者さん側がそれを理解していなければ、そのギャップはやはり紛争につながりかねないわけです。場合によっては右下のように、医師の立場からも予想できないということも、もちろんあります。

こうした予期しない悪しき結果が起きてしまった場合に、患者さんやご家族がどう対応するかということです。かつての時代ならば「仕方がない」、「やむをえない」などと考える方が多かったかと思いますが、今は必ずしもそうではありません。「納得できないではないか、誰かに相談したい」という方々が増えていることは事実であり、そういう方々の何％かが弁護士を訪れることになります。

"何が起こったのかを教えてくれ" "元に戻してくれ"

やはりいちばん私どもがよく聞く言葉は、何か予期せぬ悪しき結果が起きたときに、「何が起こったのかを教えてくれ」ということですね。それを知りたいという切実な願いが、非常に広い規模であります。患者さんやご家族がそう思っているということは、裏返してみますと、医療者側の説明が十分でなかったという可能性が非常に高いわけです。

2番目は、本当にもっともなことでして、「可能ならば、元に戻してくれ」ということが率直な気持ちだろうと思います。残念ながら亡くなられてしまったり、回復しがたい後遺症を負ってしまった方もいらっしゃるので、これは難しいということはあります。

"ミスがあったなら謝ってほしい" "医療者の責任を果たしてほしい"

3番目は、「もし本当にミスがあったのであれば謝ってほしい」ということもかなりおっしゃっています。現実には病院側がミスを認めて謝るということはあまりないわけですので、患者さんからするとたいへんな欲求不満になってしまうということかと思います。

4番目に、「医師としての責任、あるいは医療機関としての責任を果たしてほしい」ということもありました。具体的には、最近は病院の責任者が記者会見を開いて謝罪をするという光景もときどきみられますが、そうした意味での社会に対する公表です。

患者さんからみた医事訴訟

図4・裁判にはどのくらいの時間がかかるのか？

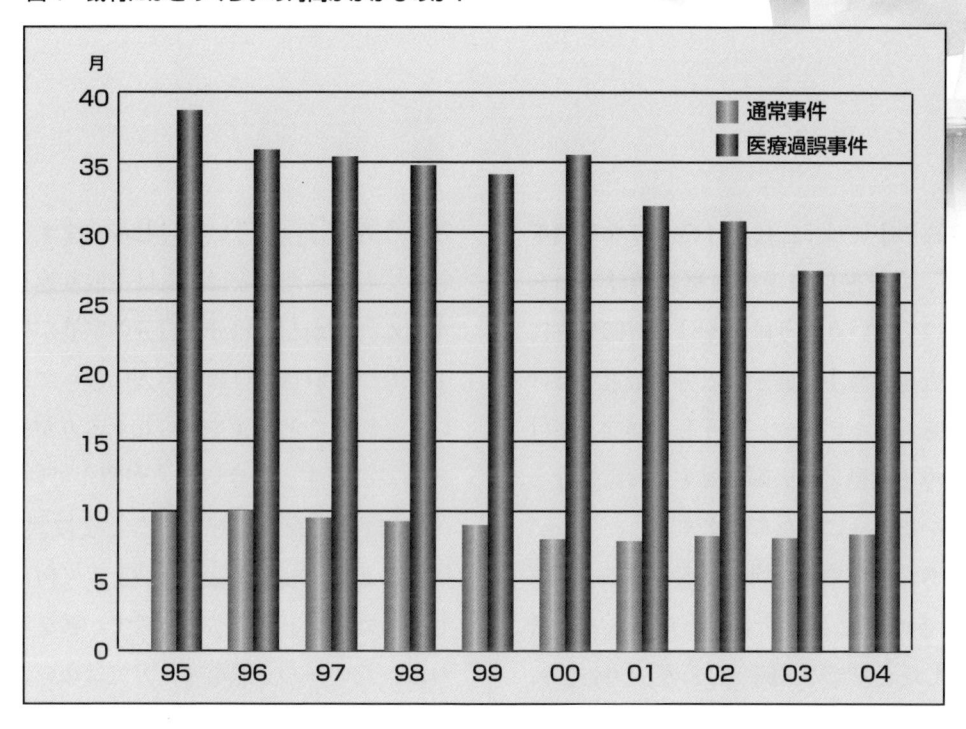

図5・「悪しき結果」から紛争・訴訟へ

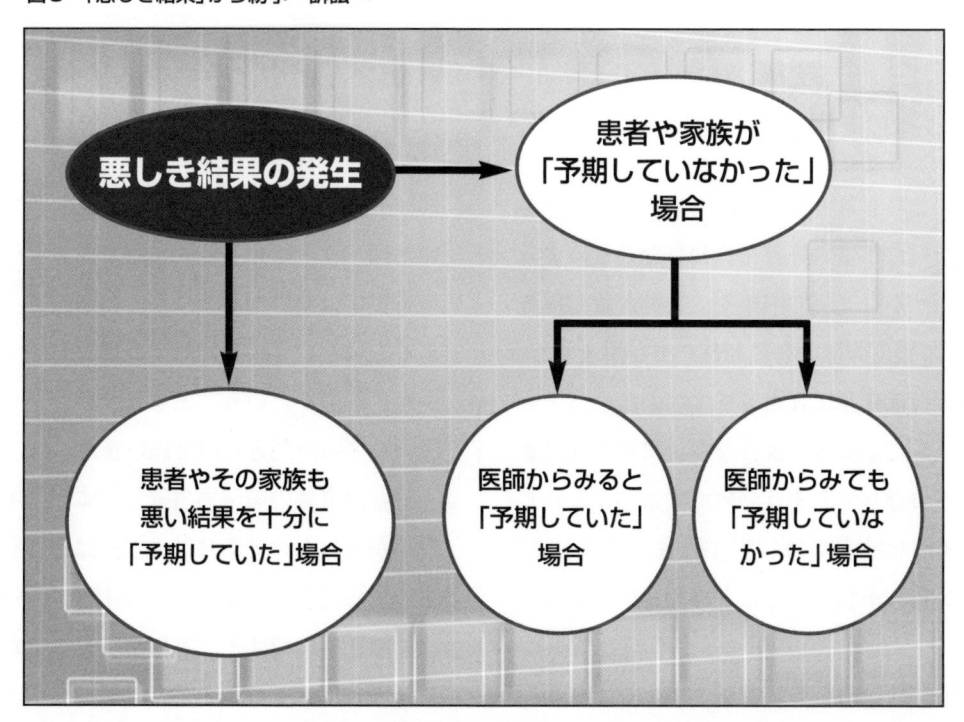

悪しき結果の発生

患者や家族が「予期していなかった」場合

患者やその家族も悪い結果を十分に「予期していた」場合

医師からみると「予期していた」場合

医師からみても「予期していなかった」場合

患者さんの中には「これだけの大きな事故を起こして、なぜ医師はその仕事を続けていられるのか？」というように、やはり医師免許に関わることを弁護士に聞かれる方も最近ではけっこういらっしゃいます。こうした傾向を受けまして、厚生労働省も医師に対する行政処分を強化しているように感じられます。

また、きわめて悪質な場合に関しては、刑事罰を受けるべきだという方もいらっしゃいます。こうした意味での世間への公表、行政処分、刑事罰などをひっくるめまして、当該の医師や医療関係者に、社会的な意味での責任を果たしてほしいという気持ちも患者さん側にはけっこうあります。

■"経済的損失を補償してほしい" "同じ過ちを繰り返さないでほしい"

次に、これももっともな話ですが、患者さんが亡くなったり重い障害を負われたことによって、たいへんな経済的困難や、疲弊が待ち構えています。重度の障害を負われた方が出ますと、ご家族の方は介護に奔走します。あるいは一家のご主人が亡くなったような場合には本当に悲惨な状況になってしまうわけですから、こうした「経済的な被害に対しては補償してほしい」という気持ちが強くあることは間違いありません。

「二度と同じ過ちを繰り返さないでほしい」という方もけっこういらっしゃいます。事故が起きてしまったことは、もはや取り返しがつきません。しかし、自分や自分の家族が遭遇したようなつらい目にはほかの人に遭ってほしくない、ということを強くおっしゃる方が大勢いらっしゃいます。そういう方が望んでいるのは、「ぜひ自分や家族に起きたことを教訓として、同じことが決して起こらないように何とか工夫してください」ということです。私などからすれば、たいへん立派な考え方ではないかと思いますし、一般的にはあまり知られていないかもしれませんが、こういう方は非常に多く見受けられます。

■事故が起きたら、医療者側はまず、どのように対応すべきか？

それらに対して医療者側はどのように対応すればよいかということですが、きわめて簡潔にいえば、まずは患者側が納得できるような説明が必要ではないでしょうか。何が起こったか教えてくれという希望に対する裏返しですが、何が起きたのかということを、ぜひわかりやすく説明していただきたいと思います。

次も患者側の希望の裏返しですが、本当に間違いがあったのであれば、率直にそれを認めて謝っていただきたいという気持ちもあります。言葉は悪いのですが、逆に事実をごまかそうとした場合は、その患者さんの気持ちが非常に損

なわれます。それ自体がもちろん悪いことですが、最近では、事実を隠蔽しようとする行為自体が刑法などの犯罪として処罰される、そういう事例が現実に起きています。そうなると、医療機関にとっても本当にたいへんな結果になってしまうことがありえますので、事実を隠したりごまかすことはやめていただきたいと思います。

また当然のことですが、医療機関としての組織があるわけで、患者さんにいったい何を説明すべきか、いつ、誰が、どういう内容を説明すべきかということを、組織として責任者を中心に的確に考えて検討し、そのうえで患者さんやご家族に説明する対応が重要ではないかと思われます。

事実を隠したり曖昧にすると患者は不信感を募らせる

いわゆる予期せぬ悪しき結果が裁判にまでなってしまう、裁判に至らないまでも紛争が起きてしまうということは、きわめて平凡ですが、医療者側と患者側との信頼関係が壊れてしまうということだと思います。私の事務所にいらっしゃる患者さんやご家族のお話を聞くと、もはや患者さんと医療機関側との信頼関係がほぼ100％崩壊しているように、私には感じられま

表1・どんなときに信頼が損なわれるか？

どんなときに信頼が損なわれるか？

- 事実を隠す。またはあいまいにする。
- カルテや検査結果をみせたがらない。
- 患者が理解できない言葉を使う。
- 患者から質問できる雰囲気がない。
- 質問をすると怒る。
- 患者を納得させようとする姿勢がない。
- 疑問や質問をどこに持って行けばよいかわからない。

す。
　どんなときに信頼が損なわれるのでしょうか**(表1)**。事実を隠す、隠さないまでも大事な点は曖昧にしてしまうという場合であり、非常によくないことです。またカルテをみせたがらない、検査結果を教えたがらないということも現実にあります。これは、やはり患者側の不信感を招くことになります。また、患者さんやご家族が理解できないような言葉を使って説明するということもあります。理解できない言葉を使うということは説明として実は意味がないわけでして、患者さんが理解できるように説明することが、やはり医療者側の重要な技術であり、行うべきことなのだと思います。

患者が質問できる雰囲気を作り、納得させようとする姿勢も大切

　患者から質問できるような雰囲気ではない、ということも挙げられます。その下に「質問すると怒る」とありますが、実際に私たちが日常的に相談を受けていると、「実は主治医に質問しようとすると怒るんです」とか、「素人が何をいうかというような形でいわれてしまうので、とても質問できない」ということもよく聞きますので、質問できるような雰囲気をつくることも大事でしょう。もちろん、非常にお忙しい診療時間の中でやりくりされることは難しいとは思いますが、個々の患者さんにとっては切実な問題なのです。

　関連事項として、患者さんを納得させようとする姿勢がない、ということです。これは、「専門用語だけ使って普通の話し言葉を使わない」とか、「質問をさせる雰囲気をつくらない」とか、「質問しようとしたら怒ってしまう」とか、こうしたものがすべて総合されて患者さんのほうには印象として残るわけです。そういったものの積み重ねにより、「このお医者さんやこの病院は、患者を納得させようとする姿勢がないのではないか」と思ってしまうのです。その結果として、何か予期せぬ不幸な結果が起きたときに、それが不信感となって紛争にまで発展しかねないということは、ありがちでしょう。

病院の誰が責任をもって患者の質問に答えるかを、掲示しておく

　疑問や質問をどこに持っていけばよいかわからない、ということもけっこうあります。例えば、明快な説明ができない医師の方が残念ながらいらっしゃいます。しゃべり方、言葉の使い方、用語の使い方などいろいろありますが、主治医から情報が得られない場合に、患者さんはどうしたらよいのでしょうか。
　上の部長にいえばよいのか、院長にいえばよいのか、いつも病室に来てくれる看護師さんに相談すればよいのか、看護師さんのいちばんの責任者である看護師長さんに相談すればよいの

か、わからないのです。病院内に、本当はきちんと「何か疑問があって主治医に聞きにくいときは、こういう人が責任を持って答えます」と掲示しておかなければ、患者さんは非常に戸惑ってしまい、結局自分が持っている疑問や質問を解消できないままになってしまう、ということが起こりかねません。

　最後の、「この疑問や質問をどこに持っていけばよいかわからない」ということは、病院全体のシステムの問題として、ぜひ管理者の方は、患者さんに対してわかりやすいインフォメーションをしていただきたいと思います。

　ご清聴ありがとうございました。

Part 4 医療訴訟から学ぶ病院経営

第4回最強の医療戦略セミナー
(2005年9月22日)

病院からみた医事訴訟

患者側と医療者側との適切な信頼関係を構築しておくことが、なんといっても医事紛争の予防策の見地からも大切である。そして医療事故が起きてしまった場合の医療者側の対応策にも、多くのポイントがある。医療者側を中心に弁護活動を続けてきた弁護士が、法律の解説や医事訴訟に関する最近の動向も踏まえながら、明快に語る。

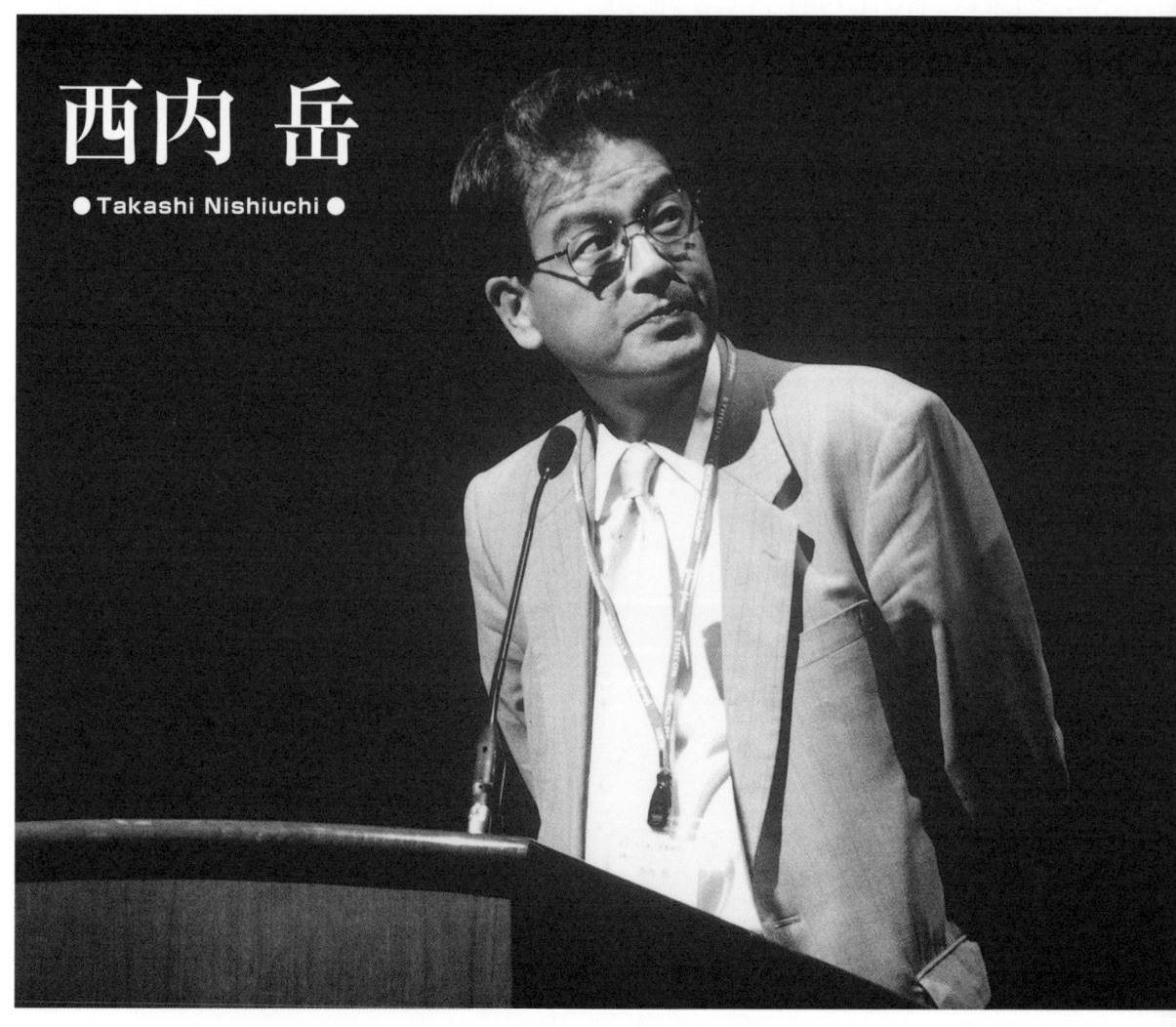

西内 岳
● Takashi Nishiuchi ●

1973年慶應義塾大学法学部卒業。1985年弁護士登録(第一東京弁護士会)。2001年西内・加々美法律事務所開設。民事調停委員(東京簡易裁判所所属)、東京三弁護士会医療関係事件検討協議会元委員長、HDLA(Hospitals,Doctors and Lawyers Association)会長、東京地裁・医療機関・弁護士会三者協議会幹事。

■ 日ごろから紛争の予防と対応策を検討しておく必要がある

本日は医療者側でもっぱら弁護活動を行っている弁護士の立場から、少しお話をさせていただきます。

もう森谷先生からもご紹介がありましたが、私は一点だけ説明させていただきます**(表1)**。この「新受件数」というのは、その年に新しく起こされた民事の医療訴訟事件の数です。これは平成7年には488件でしたが、16年には1,107件と、約2.3倍に増加しております。この数字に対する評価、あるいはその背景にあるものは、もう森谷先生が十分お話しされましたので割愛させていただきます。

事故、特に医療事故はヒューマンエラーの比重が非常に大きい分野ですから、それを予防・防止するための努力を常に行うべきだとは思います。しかし問題は、ヒューマンエラーである以上、これをゼロにすることは残念ながらおそらく不可能であると思われることです。したがって、事故は必ず起きるという前提のもとに、日ごろから紛争の予防と対応策を検討しておくことが医療者側としては重要であろうと考えています。

■ 医療事故が起きた場合の対応にはいくつかのポイントがある

不幸にして事故が起きた場合の対応は、患者さん側の納得を求める方策ともなるわけであり、簡単にポイントだけ説明します**(表2)**。

まず、事故直後にとりあえずの対応が終われば、速やかに患者さん側に説明をする。その場で直後に説明することが大切です。そのときの注意点や留意していただきたいこととして、その説明自体が後に第2のトラブルを引き起こすおそれも往々にして経験上あるものですから、その時点で判明していることはきちんとていねいに説明することがまず大前提です。

表1・民事医療訴訟件数の推移と現状

民事医療訴訟件数の推移と現状

区分 年	医事関係訴訟事件		
	新受件数	既済件数	未済件数
7年	488	426	1,528
8年	575	500	1,603
9年	597	527	1,673
10年	632	582	1,723
11年	677	569	1,831
12年	794	691	1,934
13年	822	722	2,034
14年	909	870	2,073
15年	998	1,036	2,035
16年	1,107	1,001	2,138

事故(ヒューマンエラー)は必ず起きるという前提
↓
紛争の予防と対応策を検討

表2・事故が起きた場合の対応(患者側の納得を求める方策)

事故が起きた場合の対応(患者側の納得を求める方策)

(1) とりあえずその場において説明する
　<注意点>
　① その時点で判明していることは説明
　② 推測に渡るときはその旨と、後日検証の結果変更がありうることを併せて説明
　③ 医療者として道義上の遺憾の意の表明(過失の有無の問題ではない)
　④ 法律上の責任の有無(過失責任主義)
　　→後日検証の上、弁護士と法律的検討も行って回答する旨を説明
　　　　　　　　　　　　　　　　　　　　　　　　　　　　など

(2) カルテ開示→手続きに従って
(3) 説明会の求め→原則的に応ずる

　次に、患者さん、国民の中には、医療というものは100％完成されていて、医師は常にその場で直ちに事実や真実、原因などを把握しているものだというお考えの方がけっこういらっしゃいます。決してそうではないということはもう皆さん方がいちばんご存じであり、したがって推測にわたることを説明されるときには、「これは今考えられる可能性のあることであり、推測です」ということをまずお断りしてください。そして「後日検証の結果、変更はありえます」、つまり「後日検証いたします。そのときには、本日お話ししたこととは変わる結果となるかもしれません」ということを、ぜひ併せてご説明ください。

　というのは、後で死因や事故原因の説明が変わると、「医師が嘘をついた」、「ごまかそうとしている」、「隠蔽しようとしている」と患者さんが怒るあるいは不信を招く原因の一つになることが往々にしてあるのです。いちばん最初に説明したことが真実としてとらえられ、その後に変更された説明は隠蔽である、嘘であるというように残念ながらとらえられることもしばしばあります。そして、それが新たなトラブル、不信感を生み、紛争化してしまうことが少なからずあるのです。「現時点で考えられる可能性を説明しています」ということ、また「後日検証した場合、あるいは第三者も交えて検証した場合には、今お話した説明の内容、結果が変わる可能性もあります」ということを、ぜひ断っていただきたいと思います。

■ ぜひ、道義上の遺憾の意の表明を！
■ 人間として、プロとして当然のこと

　かつ、医療者として道義上の遺憾の意をぜひ

表明してください。皆さん医療従事者は、患者さんを治してあげようと思って努力されているわけですから、残念ながらこのケースはその結果が出なかったという場合には、皆さんプロとして「残念に思います」、「努力はしましたが残念です」ということを、ぜひお伝えください。

これは、別にそれをいったからといって責任を認めたわけでも何でもないわけで、むしろ人間としてまたプロとして道義上の当たり前のことではないかと私は考えています。それを、責任を認めたことになると考えたりせず、また恐怖感などを抱かないほうがよいと思います。当然道義上の問題であって、過失の有無の問題では決してないということです。

悪しき結果が生じても、過失がなければ法律上の責任は生じない

次に、患者さん側から「法律上の責任はどうなるのですか」とか、「（法律上の）責任をとってください」などという質問や申し入れを受けることもあるかと思います。この点については、悪しき結果が発生すれば直ちに法律上の責任が発生するということでは決してないのです。そこに過失というものがなければ責任は生じません。過失によって悪しき結果が惹起されたときに初めて法律上の責任が発生します。これを「過失責任主義」といいますが、医療の分野でも当然この原則が妥当します。この点をまずは明確にご認識いただきたいと思います。

したがって、もしそうした質問や申し入れを受けたときは、「医療的に後日検証して、さらに法律判断ですから、弁護士など法律の専門家と法律的検討を行ったうえでご回答させていただきます」というように答えてください。つまり、医療というものは、その場ですぐ原因などがすべてわかるわけではないし、後日、場合によってはその医療機関の中でも構いませんが、ほかの医師も交えて医療的にまず検討・検証するということですね。その医療的に検証したものに対して、さらに最後は法的評価を行ったうえで初めて結論が出るわけです。

つまり、①まず事実を確認し、②それに対して医療面からの検証を行い、③さらにそれらに対して法的判断、評価を行うという、いわば三層構造が必要なわけです。そして、過失にしろ因果関係にしろ、最終的には法律的判断によって決定されることですので、十分にそうした点を意識、理解され踏まえられたうえで対応していただきたいと思います。

ただし、誰がみても明らかな過誤である場合には、その場で直ちに謝罪してください。それがいたずらな紛争化を防止することとなります。

患者側のカルテ開示の請求や説明会の求めには、原則的に応じる

カルテ開示の請求があれば、その医療機関、公立病院であれば条例などによって定める手続きに従って、きちんと開示してください。

患者さんやご遺族側から説明会の求めがありましたら、私はやはり原則として応じる対応をしています。この法律的な面は少し難しくなるのであまり申しませんが、事後の説明義務という法律上の義務があるからです。と同時に、森谷先生のお話にもあったように、患者さん側が求めている納得に応えるためにも、そしてトラブルを防止するためにも、やはり説明会には原則的に応じるということがよろしかろうと思います。そこでは、医療に素人の方にもよくわかるように平易な言葉で説明してください。

裁判所も、難しい医事訴訟に対し、最近は改善策を行っている

次に、不幸にして医事訴訟を提起された場合ですが、ここでは民事訴訟について少しお話し

表3・医療訴訟の問題点

医療訴訟の問題点

(1)問題点
　専門的知見の不足
　審理の長期化

(2)専門的知見の不足の改善策
①医療集中部の新設 (H.13.4.1～)
　札幌、埼玉、千葉、東京、横浜、名古屋、大阪、神戸、福岡 (地方裁判所)
②地域の医療機関とのネットワークの構築
③複数鑑定制度の導入
　千葉、東京 (カンファレンス鑑定)、神戸など(地方裁判所)
④専門委員制度の新設 (H.16.4.1～)
　　↓
審理期間も短縮化
　(H.7＝38.8か月→H.16＝27.3か月)

(3)訴訟は白黒の決着をつける方法
①裁判所外紛争処理機関 (ADR)の検討
②医療関連死の調査分析モデル事業 (H.17.9.1～)

させていただきます。医事訴訟の問題点は、裁判官は法律家だということです**(表3)**。医師ではありませんから、医療に関する専門的知見がないわけです。専門訴訟であるがために、審理の長期化が著しいという問題点を抱えています。ただ、裁判所も無為無策でいるわけではなく、専門的知見の不足の改善策をいくつかとり始めております。

まず一つは、医療集中部を平成13年の4月から立ち上げています。現在、医療集中部が設置されている地方裁判所は、札幌、埼玉、千葉、東京、横浜、名古屋、大阪、神戸、福岡といったところです。おそらく今後、これ以外の地方裁判所も医療集中部を立ち上げてくるはずです。

2番目に、現在、各地方裁判所がある地域に存在する医療機関とのネットワークの構築に努めているところです。これは、主として鑑定をお願いするときにもそのネットワークの中で鑑定人を選任していただくための制度です。

3番目は、第三者の専門医の立場から一般的知見を提供していただくための専門委員制度であり、平成16年4月から導入されております。

医事訴訟における鑑定制度にも新たな変化が起きている

医事訴訟では、往々にして鑑定という手続きが入る場合があります。これは何かというと、裁判所の専門的知見・知識を補充するために、当該事案に即して、その分野の第三者の専門家に意見を具体的に述べてもらうという制度です。これまではひとりの医師に鑑定書を書いてもらい、ほぼその意見に従って判決が出ることが多いということが現状だったのです。ただ、医療というものは必ずしも唯一絶対の正しい解答があるわけではありません。法律学にもA説、B説、C説あるように、医療にもいろいろな考え方、一つの疾病に対する治療方法もいろいろあるということを裁判所も理解してきましたので、複数鑑定制度というものの導入を始めています。

これは、例えば千葉地方裁判所でいうと、3名の医師に同じ事項について別々に鑑定書を書いてもらうということです。東京地方裁判所ならばカンファレンス鑑定、つまり原則的に3名の医師にあらかじめA4で1、2枚、あるいは医師によっては5～6枚以上書いてくださる方もいらっしゃいますが、意見書を提出していただいたうえで、鑑定期日の当日にその3名の医師に法廷に来ていただき、そこでカンファレンスをして口頭にて鑑定するという制度です。

また前述しましたが、平成16年4月からは、専門委員制度が新設されています。これは、例えば原告と被告の、特に原告がどういう主張をしたいのかということを専門委員が医学的見地から一般論を語って、「こういう場合はこうな

ります、こういう場合はこうなりません」などと、一般的な医療知識の提供を行って争点を早期に整理し、審理の進行を早めるための制度なのです。以上のような制度の導入または改善の結果、平成7年に38.8か月の審理期間であったものが、16年には27.3か月までに短縮化が図られています。

ADR基本法により、裁判以外の紛争処理が検討されている

これは、問題点というよりも、そもそも訴訟というものが持つ宿命なのですが、訴訟は基本的には判決によって白黒の決着をつけるという方法です。したがって、原告側も医療者側も、かなりの時間と手間をとられ、そしてお互いに主張を戦わせ、反論を戦わせることによって、精神的にもいろいろな面でかなり傷ついてしまうという訴訟の持つ宿命があるということです。

和解という一つの方法もありますが、訴訟にまでなった事案は、早期に和解することは難しいのです。ですから、ある程度訴訟の審理が進行して、もう裁判所は判決をいつでも書けますよといった段階にならないと、和解ということはなかなか難しいのが現状です。そこで、今考えられていることの一つが、裁判外紛争処理機関（ADR: Alternative Dispute Resolution）というものです。いわゆるADR基本法という法律ができまして、いろいろな分野でADRをこれから活用していこうという国の方針もあります。

しかし、これが医事紛争になじむものかどうかは、まだまだわかりません。というのも、医事紛争では、患者さん側の感情、そして、それに対する医療者側の感情というものが激しく対立することが少なくありません。また、患者さん側が真相の究明を強く求められる場合が少なからずあります。しかしADRとは、証拠によって白黒をつける、つまり、真実や事実を究明する場では必ずしもありませんので、ADRがどの程度医事紛争になじむのかということは、一般の場合とはやはり少し違うのだろうなということは感じています。

ただ、厚生労働省も医療のADRの検討にすでに入っています。まだ時間はかかるでしょうが、何らかの形は提起されるのではないかと思っています。

医療関連死の調査分析モデル事業の可能性に期待している

平成17年9月1日からは、医療関連死の調査分析モデル事業（「診療行為に関連した死亡の調査分析モデル事業」）というものが厚生労働省によって開始されています。とりあえずのモデル事業ですが、モデル地域としては東京都、愛知、大阪府、兵庫県の4都府県で開始されて

います。

皆さんご存じのように、医師法21条に異状死届出義務というものがあります。しかし本来、医療事故というものは警察にいきなり届け出て、そのまま刑事司法というものへ丸投げしていいのか、そこで本当に死因などを解明できるのか。刑事司法に最初から丸投げして医療や医事紛争というものは本当に適正に解決できるのか。そこから出てきたのがこのモデル事業です。つまり、医療関連死の調査分析モデル事業の厚生労働省の目的は、医師法21条に代わる制度としてのモデル事業なのです。

そして、これが本当に成功してきちんとした正式な制度となった場合には、医師法21条の問題はもちろんのこと、それ以外でもかなり医事紛争の解決には役立つ制度になるであろうと期待しています。

過失の有無の判断基準とは、慣行ではなく法的医療水準である

医事訴訟から学ぶこととして、過失責任主義ということが一つ挙げられます。「過失がないと責任なし」ということが「過失責任主義」ですが、それならば、その過失の有無の判断基準は何かというと、医療水準といわれるものです。この医療水準に適合しているか、逸脱しているかで過失の有無が判断されるわけです。

ただ、この医療水準とは、「平均的医師の医療現場における慣行ではない、注意義務の法的規範としての医療水準である」、つまり「法的医療水準」を意味するものであるということを最高裁判所は平成8.1.23判決で言っております(**表4**)。これは別に驚くほどのことではなく、当たり前のことなのです。つまり、前述したように法治国家においては最終的には、法律的に過失の有無、因果関係の有無の判断が行われるのですから、その規範としての医療水準は当然法的医療水準であるという論理的帰結なのです。

これをもう少しわかりやすくいうと、医療

表4・医療訴訟から学ぶ

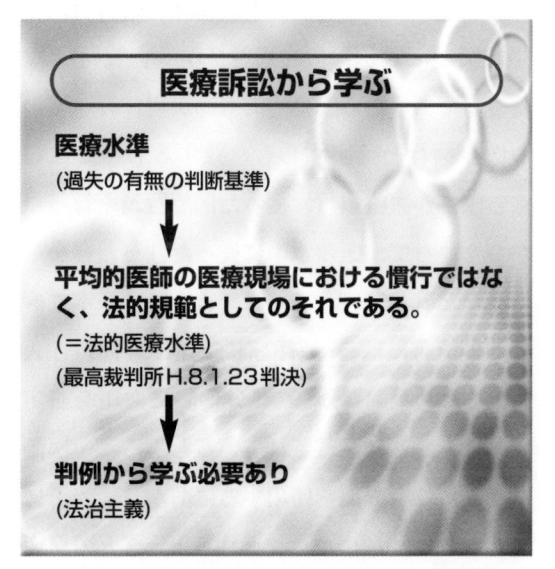

医療訴訟から学ぶ

医療水準
(過失の有無の判断基準)
↓
平均的医師の医療現場における慣行ではなく、法的規範としてのそれである。
(＝法的医療水準)
(最高裁判所H.8.1.23判決)
↓
判例から学ぶ必要あり
(法治主義)

水準とは、必ずしも実際に行われている医療(慣行)を意味するものではなく、過失(注意義務違反)の有無を判断する際の法規範としてのそれを意味するのであり、そしてそれは各種の成書、ガイドライン、報告書や医薬品の添付文書などの知見から形成されることになります。

上記の判決を簡単にご紹介します。事案の内容は、患者さんがある病院で虫垂(炎)切除手術を受けたのですが、その手術中に腰椎麻酔の麻酔剤ペルカミンSの副作用により急激な血圧低下をきたし、心停止に至り、重度の脳機能低下症に陥ったというものです。本件では麻酔導入後10〜15分の間、5分ごとの血圧測定を行っており、それが当該病院における一般的慣行であったというものであり、その点の是非が争われたものです。

この点について、前記の最高裁判所の判決は「医療水準は、医師の注意義務の基準(規範)となるものであるから、平均的医師が現に行っている医療慣行とは必ずしも一致するものではなく、医師が医療慣行に従った医療行為を行ったからといって、医療水準に従った注意義務を尽くしたと直ちにいうことはできない。…本件麻酔剤の能書には、…麻酔剤注入前に1回、注入後は10ないし15分まで2分間隔に血圧を測定すべきであると記載されているところ、…医師には、本件麻酔剤を使用するにあたり、能書に記載された注意事項に従わず、2分ごとの血圧測定を行わなかった過失がある」としたものです。

したがって、医療現場の慣行ではなく、そうした法的判断としての法的医療水準というものを学びとっていただくためには、ぜひ判例から学ぶ必要があると考えられます。

日本は法治国家であり、いかなる紛争も当事者間で解決がつかない場合には司法が判断して解決することとなります。医療に限らずどんなトラブルであろうとも、やはり最終的には裁判所の判断が規範になっていくということです。

「説明」を積極的に活用して患者と医療者の信頼関係を構築する

最後に、なんといっても紛争の予防、防止の基本、ベースは医療者側と患者側の適切な関係の構築にあると思います(表5)。これは「説明と納得」すなわちインフォームドコンセントともいわれていますが、確かに説明義務違反を認めた判例がたくさんあります。ただ、私がここで申し上げたいことは、医療者側の義務や患者側の説明を受ける権利といった、そういう対立構造でとらえるのではなく、医療者側と患者側のコミュニケーションを図る唯一の手段は、説明しかないということです。やはり患者さん側が予期しない悪しき結果が発生したときにトラブルになる、またそのときの対応に患者さんの納得が得られず紛争になるわけなので、予期

できることは十分に説明しておいてください、事後の説明も十分に行ってくださいということです。

権利と義務という形ではなく、ぜひ説明というものを皆さんが積極的に活用してください。プロとアマチュア、医療提供者と医療消費者との間の溝を埋めて相互理解、信頼関係を図るツールとして活用していただきたいと思います。

ある新聞社がアンケートを行った先日の新聞記事によりますと、「十分な説明をしていると思うか」という質問に対して、医師は70％から80％くらいが「している」「しているつもりだ」と回答しています。それに対して患者側は、「十分な説明を受けていると思う」と回答したのは30％から40％です。やはり、そこにはギャップが依然として大きく残っているということが読み取れると思います。

「十分な説明をしてください」というと、「医療現場はなかなか時間ありませんよ、たいへんなのです」と皆さんおっしゃいますし、それはよくわかります。かつ、説明してもそれが診療報酬に結びつかない、つまり点数にはならないということも承知しています。しかし、紛争を予防する方法は、やはり患者さんとのコミュニケーションを常に図ることしかないのです。どんなトラブルでも、そうだと思うのです。ほとんどのトラブルの発生原因はコミュニケーション不足にあるということはご存じのとおりで、やはり医療であってもその例外ではないと思います。

皆さんが忙しい、診療報酬にならないことは承知していますが、どんな制度でもやはり問題点、矛盾点を抱えています。そういう制度の改善を図っていくと同時に、やはり与えられた現実の中でできることはやっていくということが、現実的な解決方法ではないかと思っています。

ご清聴ありがとうございました。

表5・医療側と患者側の適切な関係の構築を求めて（紛争の予防）

医療側と患者側の適切な関係の構築を求めて（紛争の予防）

説明と納得（同意）（インフォームドコンセント）
↓
医療側の義務⇔患者側の権利という対立構図ではなく
↓
医療側と患者側のコミュニケーションを図る唯一の方法
↓
プロとアマチュア、医療提供者と消費者の間の溝を埋め（相互理解）ツールとして活用

Part 4 医療訴訟から学ぶ病院経営

第4回最強の医療戦略セミナー
(2005年9月22日)

医療経営と医療安全

1999年の患者取り違え事故を契機に、さまざまな行政指導が行われてきたが、医療過誤はまったく減る傾向をみせていない。リスクマネジメントで本当に医療事故は減るのか？コストをかけずに、安全対策を効果あるものとしていくにはどうしたらよいのか？
医療経営の立場からこれからの安全対策の方向性を提言する。

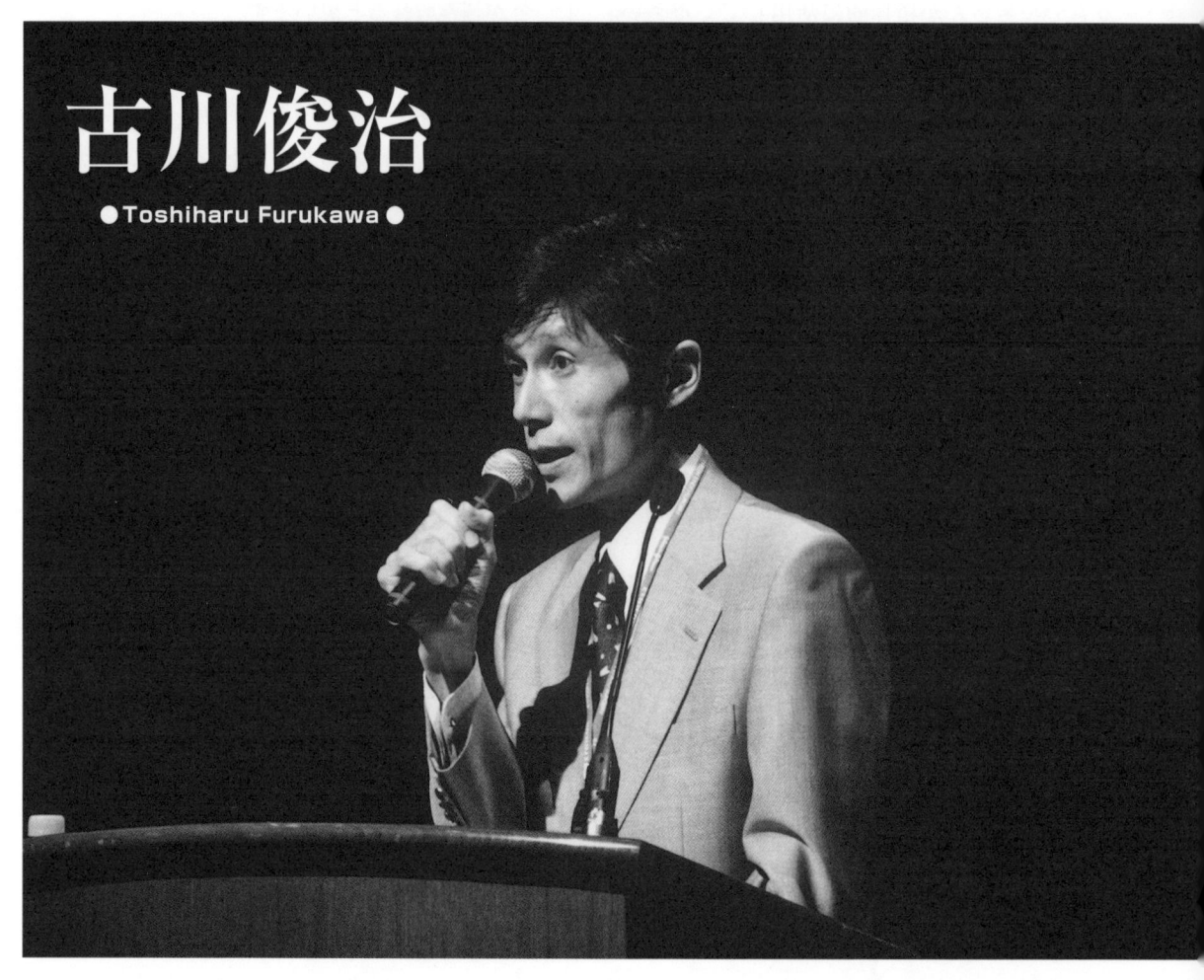

古川俊治
● Toshiharu Furukawa ●

1987年慶應義塾大学医学部卒業。文学部(1993年) 法学部(1996年)を卒業後、司法試験に合格して弁護士に。2005年オックスフォード大学大学院ビジネススクール卒業(MBA)。現在、慶應義塾大学病院の消化器外科で遠隔医療やロボット手術などの先端的な医療に取り組むかたわら、弁護士活動を行う。2004年〜慶應義塾大学法科大学院助教授、医学部外科助教授(兼担)。2001年、慶應義塾大学医学部で開発された神経再生治療技術・脳腫瘍診断技術の実用化を目指し、慶應義塾大学からのベンチャー企業「(株)GBS研究所」を設立、代表取締役。

国民のほとんどが医療改革に賛成。確かに改革すべき点は多い

　私は実は先週まで1年間、イギリスのオックスフォード大学に留学しておりまして、先週戻ったばかりです。

　7年間、医師と弁護士の二股をかけてやってきましたが、私が本当にやりたかったこと、また疑問を持っていたことが医療制度についてです。現在、医療改革が叫ばれていますが、私は医療改革はすべきだろうと考えています。いたずらに反対してもしょうがない話で、国民の側のほとんどが医療改革に賛成という結果も出ています。ここで反対してももはや不信感を強めるだけですし、確かに医療には改革すべき点が多いのです。

　しかしながら、ひとえにテーゼの問題ではなくて、やはり改革の中身が問題になってくるわけです。そうした点についてぜひ考えたいと思い、私はビジネススクールで医療・医薬品の経済と経営について、専門的な研修を受けて先週戻ってきました。

　本日は特に「医療経営と医療安全」という点について、ビジネス・サイエンスではオペレーションズ・マネジメントという領域になりますが、この点から私なりの考えを少しまとめさせていただきます。

TQMに近い考え方で努力したが効果は実証されていない

　医療事故防止活動はずっと我々がやってきたことですね。「部門別委員会をつくって意識を向上させなさい」「医療事故防止対策委員会をつくりなさい」「インシデントリポートを提出しなさい」「危険予知システムを採用しなさい」「医療事故防止マニュアルを作成しなさい」。厚生労働省のいうなりに我々はずっと努力してきた、この6年間でした。

　基本的にあるコンセプトが、ほぼTotal Quality Management（TQM）という考え方に近いものになっています。これは業務の有効性や質を高める全組織的対策で、すべての業務にあたって全成員参加の行動を要求するものです。通常、中心となる人物・組織が一元化された指揮権を持ちます。今、リスクマネジャーという人が管理して、副院長クラスがその委員会のトップになってやっていることにだいたい当てはまるわけですね。

　このTQMというマネジメント方法は、もともと日本の企業に押されていたアメリカの製造業で採り入れられた方法で、その効果や価値についてはあまり実証がなかったものです。

アメリカでは対策にもかかわらず、医療過誤は減少していない

医療事故に関して、**表1**で歴史的なスタディをみますと、だいたい全入院の3％程度に起こっています。少しずつよくなっているのは、医療水準の上昇を反映しているのかもしれません。1992年の有名なUtah・Colorado Studyはアメリカの「医療の質委員会」の勧告の基準になったスタディですが、まだ3％くらいありました。

リスクマネジメントという言葉はアメリカにおいては1950年代からいわれてきました。70年代、特にメディカル・マルプラクティス・クライシスという状態、訴訟の保険掛金によって医業が廃業しなければならない事態に襲われたのです。そういうこともあり、だいたい研究論文としては毎年900から1,000出ています。そして、医師資格更新のための単位の10％は、医療過誤に関する研修を行ってきました。

アメリカはこういう歴史を持ちながら、1999年の「医療の質委員会」の報告で医療過誤が全死因の第8位とされ、衝撃的な報告となりました。

日本の医療安全元年は1999年。以来、訴訟は増え続けている

図1は、本邦の医療過誤をテーマにした記事です。1999年が本邦における医療安全元年です。2000年から現在まではメディアの医療過誤に対する興味はあまり変わっていません。しかし、報道数は、まったく減っていないのが実

表1・医療事故に関する大規模研究の結果

医療事故に関する大規模研究の結果				
	対象患者数（施設数）	事故発生率（過失例）	死亡	手術関連
California Study(1974)	20,864(23)	4.7%(17.0%)	9.7%	
Harvard Study(1984)	30,121(51)	3.7%(27.6%)	13.6%	47.7%
Utah Study(1992)	4,943(13)	2.9%(32.6%)	⋯⋯⋯⋯ 6.6%	44.9%
Colorado Study(1992)	9,757(15)	2.9%(27.5%)	⋯⋯⋯⋯	

医療経営と医療安全

図1・医療過誤をテーマにした記事数（主要5紙）

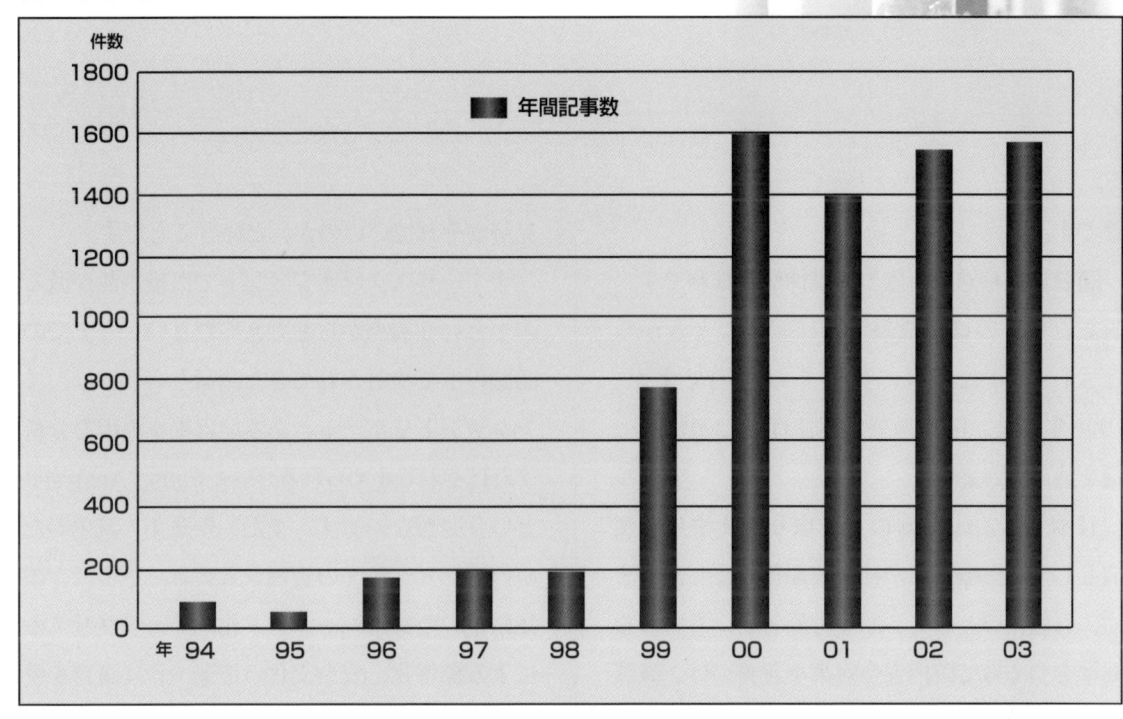

図2・医療過誤訴訟の新規件数推移

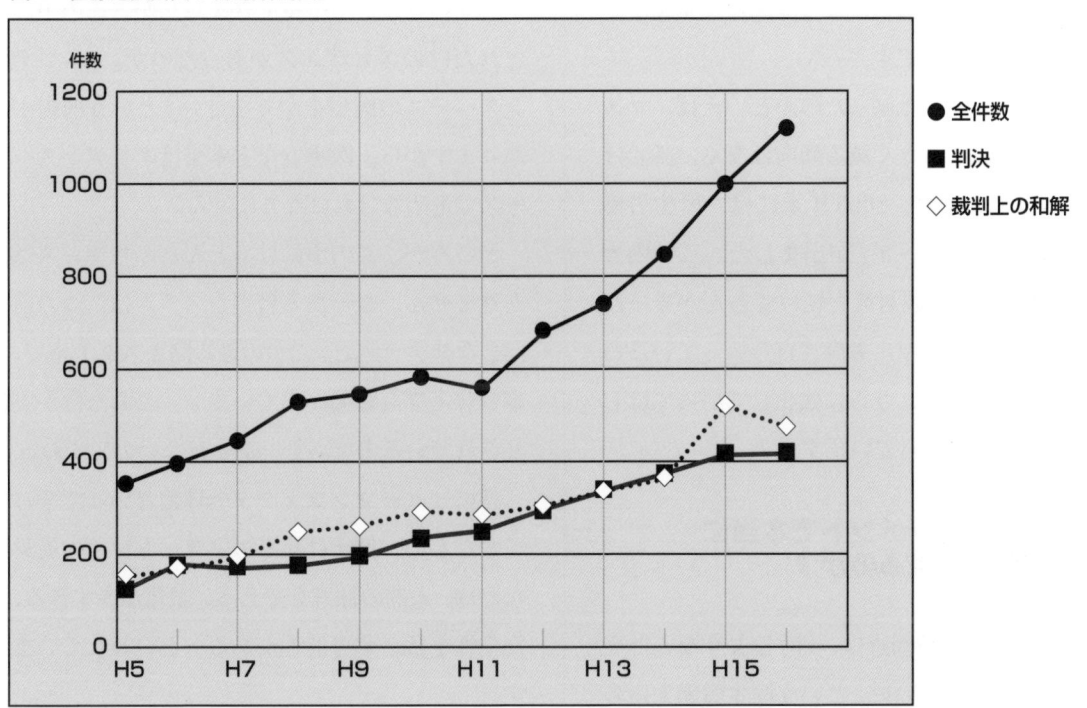

態です。

図2は医療過誤訴訟の新規件数の推移です。訴訟というのは事故が実際に起きたときからは、1～2年は遅れて出てくるものですが、1999年以来、医療過誤の訴訟件数は増加の一途を辿っています。

日本では、1999年の患者取り違え事故を契機として、医療過誤が社会問題化しました。まず、行政指導として、厚生労働省がいろいろな基準をつくって院内安全対策を義務づけ、減算査定もしましたね。いろいろな研究会や委員会・審議会をつくって、「医療安全、医療安全」ということでやってきました。各学会においても、緊急的な取り扱いによって医療安全を中心に置いてきたわけです。

実際、医療過誤は減ったのかといえば、マスコミ報道ではまったく減る傾向はなく、訴訟は増え続けています。2003年末には、厚生労働大臣の「緊急アピール」が出ました。この内容は、4年間医療過誤対策を続けてきたがまったく減っていないと厚生労働省自らいっているわけですね。そして、さらに強化していってほしいと、その場でいっています。

リスクマネジメントで本当に医療事故は減るのか？

私の基本的な疑問点は、「同じようなことをさらに強化すればいい」という厚生労働大臣の見解がそれでいいのか、ということです。

まず、リスクマネジメントで医療事故が減るのかという観点からお考えください。今までの議論の中で検討されてきた諸策というのは、インシデントリポート、あるいは根本原因を分析すればそれを止められる（Root Cause Analysis）という発想なのです。また、投薬ミス減少のためのコンピュータの管理システム。さらに、誤認防止のためのバーコード化。チェックリストによる標準化。安全文化の推進、皆に講習を受けてもらうというものですね。それから、ヒューマンファクター理論を適用して、医療機器・警報装置を設計すればよい。

こういうことでやってきましたが、この中にどれだけのエビデンスがあったのか。「エビデンスベースの医療をやりなさい」という前提がありますから、医療安全も本来はエビデンスベースで進めなければなりません。

ところが、この中にはほとんどエビデンスはありません。唯一ある管理システムは二つの前向きなスタディと、二つの後ろ向きスタディで、ポジティブな結果が出ています。これだけが実証されているのであり、あとはないのですね。

特にヒューマンファクター理論といってやってきたもの、例えばICUのアラーム付きの道具などは、人間の注意をそらす、誤報が多すぎる、安全性を落とす可能性がある、といわれています。

表2・AHRQによるレビューの結果 I

AHRQによるレビューの結果 I

○「人的エラー検知システム」、「エラー予測システム」：実証的評価した研究はほとんどない。

○インシデントリポート：患者安全に関する結果に対する価値を確認した研究は皆無。

○根本原因分析：医療ミス発生率に及ぼす影響を検討した研究はほとんどない。

○安全文化の促進：組織・文化の問題で医療事故がどのくらい発生しているかという情報はない。

表3・AHRQによるレビューの結果 II

AHRQによるレビューの結果 II

◆オーダーエントリーシステム
(Overhage,1997;Bates,1998,1999;Teich,2000)
投薬エラーを有意に減少させることを報告

◆バーコード化
誤認減少を示唆するデータの報告はあるが、全体としてエラー率減少にバーコード化がどれだけ寄与したかは明らかではない。大きなコストがかかる。

◆手術部位誤認防止のためのマーキング
マーキング実施後の誤認発生率は著しく低いが、実施前との比較データはない。コストはほとんど発生しない。

■ インシデントリポートをはじめ、各種対策の効果は実証されていない

　AHRQはレビューを出しています(**表2**)。これは2005年に邦訳が出ました。まず、人的エラー検知システムやエラー予測システムを実証した研究がほとんどないのです。インシデントリポートシステムの、患者安全に関する結果への価値を確認した研究は皆無です。インシデントリポートが本当に患者の安全に結びつくのかという点については、何も根拠がないのです。根本原因分析という医療ミス発生率に及ぼす影響を検討した研究はほとんどありません。また、安全文化の促進については、組織・文化の問題で医療事故がどのくらい発生するかという情報はありません。これはAHRQがそのまま発表していることです。

　オーダーエントリーシステムは、**表3**のようにこれだけの研究があります。投薬エラーを有意に減少させたことは、統計学的なスタディがなされていました。これはEBMからいえば信頼できる話ですね。

　バーコード化はどうでしょうか。よいと示唆するデータはありますが、全体としてエラー率減少にどれほど寄与したかというデータはありません。これには大きなコストがかかるといっています。この大きなコストに見合うだけの利点があるかということに対しては疑問が残るという報告でした。

　マーキングはどうでしょうか。マーキング前後の誤差発生率を比較したデータはありませんが、これはコストがほとんど発生しない、だからやるべきだと非常に現実的な視点で報告しています。手術部位の誤認が防止できるのではないか、と考えられています。

　医療安全対策にエビデンスが必要というのは一つの考え方ですね。我々がつくっているEBMの標準ガイドラインにしても、エビデンスを欠いているものはかなりありますね。エビデンスを欠いても有効とのコンセンサスが得られたものは少なくないのです。例えばクリティカルパスを用いる、これも賛否両論あります。また、スタンダードマニュアル(標準のガイドライン)をつくる、つまり治療の指針をつくる、チェックリストをつくるなどといったことは、コンセンサスがとれているわけです。いたずらにエビデンスを要求する必要があるかという考え方は、まっとうな議論だと思っています。

■ 日本のインシデントリポートは、数集めが目的となっている!?

　一方、ほかの産業の方策が医療に妥当するとの確証はありません。もともとインシデントリポートシステムやヒューマンファクター理論というものは、アメリカの、特に製造業や物的要素中心のサービス業から来ているわけですが、

人的要素中心のサービス業である医療に妥当する確証はないのです。また、厚生労働省がアメリカでの勧告に非常にふられがちになりますけれども、医療制度や訴訟関係がまったく異なる本邦において、アメリカでの勧告がすべて妥当するわけではありません。これは特に人間工学的アプローチやクオリティーマネジメントなどに問題があるのではないかと考えています。よって、各方策について個別に再評価が必要でしょう。

インシデントリポートシステムに、労力をものすごく割いているのが日本の安全管理です。厚生労働省も医療機能評価機構の中にリポートを集めて分析しています。しかし、何が多いのかということを区分けすることに、一生懸命時間を割いているだけなのですね。患者の安全を向上させるという実証を欠いているのが事実でありまして、数を集めることが目的になっているのです。数を集めていれば、何となく安全対策ができている感じがするというだけの話でありまして、そもそも無用なリポートが多すぎて、仕分けするのもたいへんというのが現状です。「対策」というからには具体的な行動計画、何をやったかが大事なのです。

具体的な行動計画を決めるために、必要な決定事項は必ずあるはずです。まず優先順位を決めることです。次に、いつまでにやるか。そして、評価方法を決めなければいけません。こういう方法論を持たない限り、医療安全対策を行うということにはなりません。現在行われているインシデントリポートシステムというものには、かなり疑問があります。

「実行上の過誤」と「計画上の過誤」。医療過誤は二つに分けられる

医療過誤を二つに分けてみますと（**表4**）、一つは患者さんを誤認する、薬剤を誤認する、機械の誤操作をしてしまう、こういう基本的

表4・医療過誤の2類型

医療過誤の2類型

1. 基本的注意懈怠（実行上の過誤）
患者誤認、薬剤誤認、機器誤操作
↓
現在までの医療安全対策の主対象
人間意識による減少には限度？

2. 不適切な診療（計画上の過誤）
誤診、治療ミス、ICの不備
↓
医療過誤の多く。患者不満足の主原因
人間意識による減少の余地

な注意義務を誤ってしまうもの(実行上の過誤)。もう一つは誤診、治療のミス、インフォームドコンセントの不備など不適切な診療(計画上の過誤)。

現在までリスクマネジメントは実行上の過誤を主な対象としていました。しかし、こうしたミスは、人は間違えるものだといっているようなものです。ケアレスミスは誰でもするのです。どんな名医であってもケアレスミスはありますね。これを、人間の意識によって減少させることには、やはり限度があるのではないでしょうか。

医療過誤のほとんどは、実は不適切な診療(計画上の過誤)の部分で起こっているのです。患者さんが不満を感じる原因も、実はここにあります。これは人の意識により減少の余地があるのではないかと思います。私は基本的な対立概念としては、このように考えています。

■ コストのかかる医療安全対策は、
　現実には実行できない

経営的には、医療安全に要するコストをまず考えなければいけません。オーダーエントリーシステムあるいはバーコード化などがありますが、これらは多大な費用がかかります。電子カルテもよいといわれていますが、1億円程度の多大な初期コストが必要です。正直に申し上げて、費用に対応する増収がまったく今見込めない現状であるわけです。

インシデントリポートについていえば、収集や報告、分析といった労力がかかり、また検討会を行わなければいけません。講習会も、スタッフが長時間拘束されて、相応の費用がかかっています。

また、確かにスタッフの業務内容が緩和されれば事故は減るのです。土日あるいは夜間に事故が多いということは、もう明確なことです。そうすると、増員しなければならないという話になってきます。あるいはスタッフの労力を減らす必要があります。そうすると、人件費がかかったり、医業収入が減ったりしますから、基本的にはできないのですね。

■ 質を上げれば病院は儲かるのか？
　市場論は時期尚早

「質を上げれば病院儲かるよ」といういい方をする人もいます。「質によって競争するのだから、それで儲かるはずだ」と。しかし、「医療において質による効率的な競争市場は成り立つのか？」私は、これは机上の空論だと思っています。

まず、効率的競争市場の基本的前提として、価格および質の違いが明確化(数値化)されはじめて、消費者による選別が可能となるのです。適切な情報公開が、医療の場合は非常に困難です。どういった指標で測ればいいのか？いろい

表5・医療におけるTQM活動の失敗

医療におけるTQM活動の失敗

Joss&Kogan,1995
1. 医療従事者間の信頼関係と適合しない。
2. 既存のQuality Systemと統合が困難。
3. 医師の参加が乏しい。
4. 質をモニターするシステムがない。

Ovretveit,1994
1. 日々の業務対応に追われ、長期のビジョンがない。
2. 質の向上が収入増に結びつかないため、投資が困難。
3. 質の向上業務が患者満足に結びつかない。
4. 患者の好みは多様で、一つの接遇パターンでは対応できない。

ろな指標と「質」との関連性が非常に多義的です。これがまずできない。患者さんの理解能力にも、もちろん限界があり、情報があってもどのように解釈していいのかよくわからないという問題があります。

そして、市場原理外の経済便益をもたらすものに、病病連携、病診連携があるわけです。これは効率的な競争市場とはまた別の概念となってきます。しかし、これらを利用しない手はないはずですね。

最終的な資本主義経済が入りますと、手のかかる重症、あるいは難病の患者さんや、低所得層で報酬自己負担分も払ってくれない可能性のある人は、どうしても受け入れができなくなってしまいます。これをどうするのか？このように、医療の質において市場論を論じるのはまだ早いという気がしています。

医療におけるTQM活動は増収や患者満足につながらない

医療におけるTQM活動というものは、外国ではどのように評価されてきたのでしょうか**(表5)**。ビジネスの世界では一応、決着がついているといわれています。

病院のマネジメントの中では、まず基本的に信頼し合って、ミスの起こらないものだということで医療従事者が慣れ合ってきた。いちいちチェックしない。基本的には医療従事者間は皆、信頼しているわけですね。しかし、TQMと信頼関係とはなかなか適合しないという考え方があります。それから、やはり既存のクオリティシステムとの統合は難しいということです。医師がなかなか参加しませんでした。これは日本も同じでしょうが、外国でもすでにいわれてい

ます。さらに、質のモニターシステムもありません。よくなっているのかどうか、わからないのです。この評価方法が確立しないという点も問題です。

　もう一つ、医療者は日々の業務に追われています。「こうこう安全管理をやりなさい」といわれても、長期のビジョンをなかなか描けないのです。また、質の向上が増収入に結びつきません。これは外国でもいわれています。これでは基本的に投資ができませんね。今行われているような質の向上業務というものは、実はあまり患者側の満足と結びついていません。基本的に投薬ミスを減らそうといくらやっても、それがなかなか患者満足に結びつかないのが現状です。かつ患者さんの好みが多様で、一つの接遇態度で対応できないという点が指摘されています。これらは、すでに文献的に報告されていることでもあります。

■医療安全対策の本質は現場で働くスタッフへの動機づけ

　医療安全対策の本質は、現場優先ということです。トップのいうことではなく、成員の努力が大切です。業務管理方針の工夫で自動的に達成できるものではありえません。人間が努力するには、動機がやはり必要なのです。現行医療安全対策には成員を積極的に動機づける要素が乏しいという点が、問題だと思います。

外見的な安全システムが存在していることに安住するのではなくて、成員が実質的に安全システムをどうみなしているのか、この点を考えなければならない時期に来ているのだろうと思います。これは世界的にいえることなのですが、まだ研究されていません。

　日本での現状はどうか。刑事制裁が関わるような実行上のミスは非常にまれで、そもそも意識的な予防が困難です。現状では医療過誤のほとんどは民事賠償で終わり、これについては医師個人は年40,600円という低額な保険金を払えばいいわけです。医療機関にとっては別個の保険の加入制度がありますが、現場の医師にとってはこの保険で賠償可能になっています。もちろん、精神的な苦痛は残りますが、実質的な制裁があまり働かないということですね。

　もう一つの面として、これは日本にもデータがあるのですが、経営面で優れた医療機関が、必ずしも安全な医療を行っているわけではないということがあります。

■成員の視座に立った安全対策のシステムモデルをつくり直すべきでは？

　私が研究してきたSSM (Soft Systems Methodology) をご紹介します**(表6)**。現状問題を関連する業務の各成員がどう現実的にみなしているのかという視点で分析するものです。私は、実は多くの医療スタッフは、現在の制度

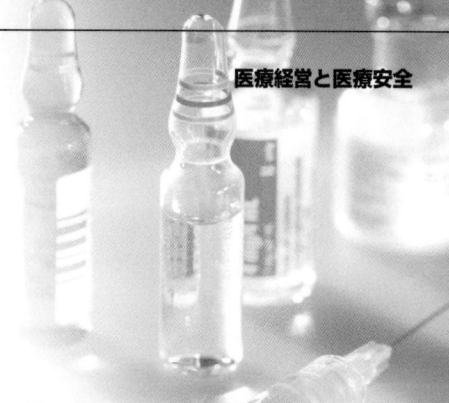

で本当にミスがなくなるとは信じていないのではないか。そういう気がします。だから、興味がわかない。自分のインセンティブになっていないのですね。この分析結果から、成員の基本的視座に立ったシステムモデルをもう1度考えるべきではないでしょうか。そして各成員に定着させ、持続できるような安全対策システムをもう1度つくり直す必要があると考えております。この研究は続けていこうと思っています。

成員の意識からSSMの利点を考えるということでは、個々の医療従事者の多様な観点と目標をもう1回探るべきではないでしょうか。看護師さんのほうが医療安全に関する意識が高く、医師が低いということはもう明確に出ておりますから、こうしたことをよく分析すべきです。そして、当事者が参加していくべきです。管理面、技術的な面よりも、当院で起こっている問題点に着目して、もっと実践的な考え方をしないと医療安全を達成できないのではないかと考えます。

医療経営と両立できる安全対策は、まずはインフォームドコンセント

現状として日本の医療経営と両立できる医療安全対策は何かというと、まずインフォームドコンセントですね。話には投資は要らない、口

表6・医療システムへのSoft Systems Methodology(SSM)の活用

医療システムへのSoft Systems Methodology(SSM)の活用
(Furukawa,2005)

現行安全対策に関する問題状況の把握
↓
関連する業務を各成員個人の現実的な視座に立って分析
↓
分析結果から成員の視座に立ったシステムモデルを構成
↓
各成員に定着し、持続できる安全対策システムを創る

表面下の基底的問題状況を検討

で稼げというわけですね。そして、ひとり当たりの患者さんにかける時間が多少増えても、その患者さんがずっとかかってくれる、紛争防止の観点からすればプラスが大きいというメリットがあります。それから、マーキング、リストバンドなど費用のかからない安全対策をまず実施すべきでしょう。そして、スタッフがこれならやる気になる、というインセンティブに配慮した質の向上への取り組みをまず行っていくべきです。

例えば先進医療などを積極的に導入していくことによって、スタッフのモチベーションを高めることもできます。また、例えば医療安全においてチーム単位の報奨制度をしたり、チーム相互に評価し合うことによって、やる気になるシステムづくりができると考えています。

これからの安全対策は、個々が自発的に果たす"現場からの質の向上"

最後に、これからの安全対策の方向性について私見を述べたいと思います。安全対策を「計画上の過誤」と「実行上の過誤」とに分けました**(図3)**。「実行上の過誤」は、なくそうと思っても、人は過ちを犯すものだから、なかなか減らないのです。これをとにかく上から医療管理部門をつくって押さえつけようという考え方

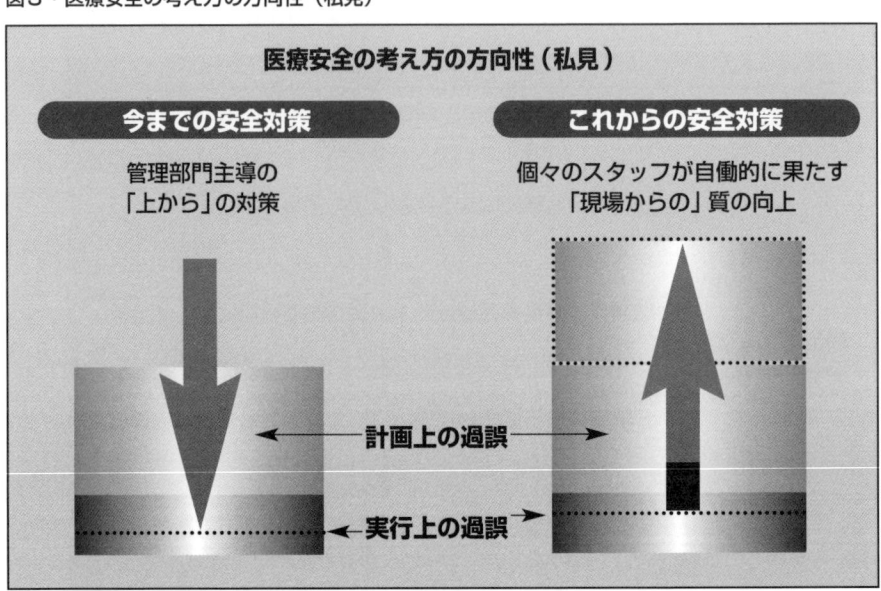

図3・医療安全の考え方の方向性（私見）

医療安全の考え方の方向性（私見）	
今までの安全対策 管理部門主導の 「上から」の対策	**これからの安全対策** 個々のスタッフが自働的に果たす 「現場からの」質の向上

←計画上の過誤→
←実行上の過誤→

がこれまでは強かったのです。

　今後は、医療水準・医療の質を上げていくことによって、「計画上の過誤」に積極的に対応していくことが必要かと思います。例えば、「もっと勉強しよう、皆で質をよくしよう」とスタッフの意識が自発的に高まることによって、「計画上の過誤」が減っていくというような考え方です。「質を上げよう」、この「計画上の過誤」のほうにやはり視点を移すべきではないかと、全体的な方向性を考えています。

　以上で発表を終わらせていただきます。

Part 3　中井美穂さんと語る——今、病院に変わってほしい
Part 4　医療訴訟から学ぶ病院経営

第4回最強の医療戦略セミナー
(2005年9月22日)

総括発言

　本日は医事訴訟と医療経営について普段、学会などではお伺いできない先生方からお話を伺うことができまして、たいへん勉強になりました。皆さんも同じようなお考えではないかと思います。患者さん側の弁護士さん、さらに病院側の弁護士さんからお話をお伺いできて、本当に参考になりました。こういうテーマを選ばれた世話人の小林先生、またこの会の代表世話人の小西先生にあらためて敬意を表したいと思います。

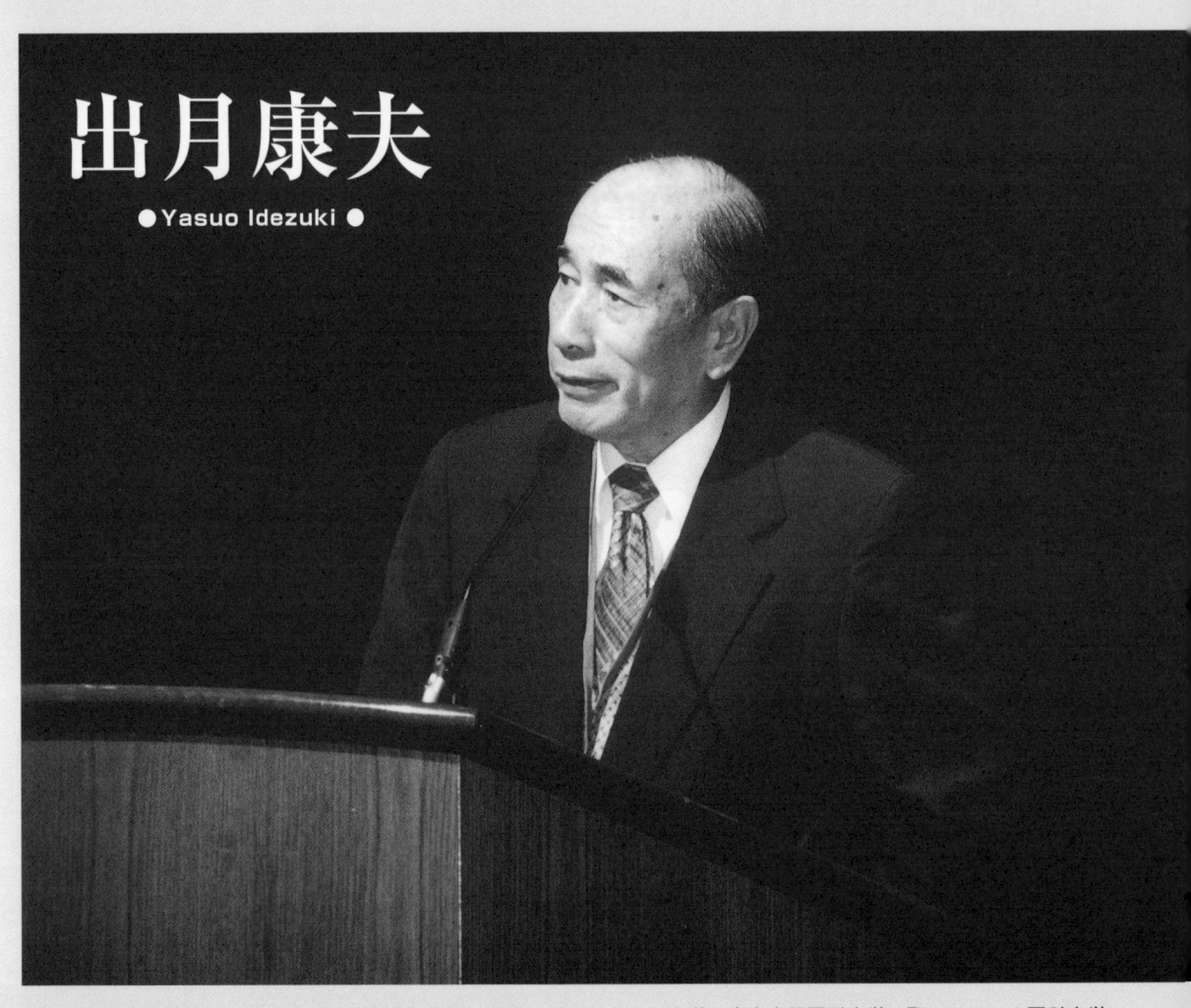

出月康夫
● Yasuo Idezuki ●

南千住病院名誉院長　1960年東京大学医学部卒業。東京大学、ミネソタ大学、東京女子医科大学、聖マリアンナ医科大学などを経て、1984-1994年東京大学医学部第二外科教授。万国外科学会会長、世界内視鏡外科学会会長など多くの国際医学団体の要職を務める。日本医学会副会長、日本外科学会名誉会長、日本臨床外科学会会長、米国外科学会名誉会員、外保連会長、日本医師会疑義解釈委員長。

Part3／Part4 総括発言

表1・航空機事故の主原因

航空機事故の主原因

- 乗員……………………105
- 機体……………………15
- 整備……………………9
- 空港、管制……………5
- その他…………………3

世界の商用旅客機における機体全損事故
1988-1997、ボーイング社ホームページより

表2・医療事故の主原因

医療事故の主原因

- ヒューマンファクター……28%
- 遂行上のミス………………22%
- 環境要因……………………17%
- 知識の不足…………………14%
- 器材、装置の不備…………14%
- 方針、手順の不備……………5%

訴訟の中で事故の原因解明を厳密に行う必要がある

私は法律のことはあまりわかりませんので、少し的外れな話になるかもしれませんが、医療者として医療事故への対策について感じておりますことを少しお話しさせていただきたいと思います。

訴訟というと、これは個人が対象になるわけです。病院が対象になることは、医事訴訟の場合にはほとんどありません。ただ、訴訟の経過をみておりますと、事故が起こった原因の解明が訴訟の中で厳密になされているかどうかというと、たいへんに問題があると思います。当事者の責任を追及することには非常に熱心ですが、事故がなぜ起こったのか、本当にそれがその人だけの責任なのか、そういったことをもう少しきちんと訴訟の中でも明らかにしてほしいという思いを私は常々持っています。

航空機事故、医療事故においても、人的原因が最も多い

事故対策に関していちばん進んでいるのは、やはり航空機事故の場合だろうと思います。航空機事故や航空機で起こるインシデントなどについての対策は、医療界と比べると非常に進んでいます。

そういった意味で、参考として表1に挙げましたのが、ボーイング社のホームページからの資料です。少し古いのですが、航空機の全損事故の原因にはどんなものがあるでしょうか？乗員とか管制官といった、人的要因で起こる事

故が非常に多いことがわかります。そのほかに機体の整備などがあります。

　医療上の事故原因を解析したデータは非常に少ないのですが、その中の一つを**表2**に挙げました。ヒューマンファクター、あるいは遂行上のミス、知識の不足などは、すべて人的な原因により起こったものです。そのほかに環境要因や、器材・装置の不備、方針・手順の不備、そうしたハードウェアあるいはソフトウェアの不備による事故もかなりあるわけです。

エラーの三つの分類とエラー分析法としてのSHELLモデル

　皆さんもご存じだと思いますが、エラーの分類の一つによると、エラーにはRandom Error、Systematic Error、Sporadic Errorの三つがあります**(表3)**。Random Errorというのは初心者のミスです。要するに、知識の不足であるとか、技術が未熟であるということです。そういうエラーが、このごろの医療事故にも多いのは困ります。そのほかに制度的な問題から起こるSystematic Errorもかなりあります。いちばん最後は、Sporadic Errorです。熟練者、技術の習得も十分な、でき上がった人たちが起こしてしまうエラーです。これについては、なかなか減らすことは難しいのです。実際にはこのSporadic Errorに対して、"To error is human." という言葉が適用されるの

です。Random ErrorやSystematic Errorには解決方法があります。しかし、Sporadic Errorを防ぐのは非常に難しいわけです。これは医療においても同じだろうと思います。

　エラーについての分析方法でたいへんに参考になるのは、SHELLモデルです**(図1)**。これは1987年に、ホーキンズ(F.H.Hawkins)というKLMの747の機長で、心理学の大家でもある方が考えられた分析方法です。実際にはその前に原型ともいうべきものもありますが、このSHELLモデルがいちばん参考になります。中心にある「L」が事故を起こす当事者です。またSoftware (S)、Hardware (H)、Environment (E)、当事者ではない周りの人(L)、そういったものがいろいろ関わり合って事故が起こるという理論です。

インシデントリポートシステムには匿名性・免責性の保障が必須

　航空機事故を参考にしますと、アメリカではAviation Safety Reporting System (ASRS) というものがあります。これはインシデントや事故のリポートを集めるシステムで、原則として匿名性と免責性が守られています。かりに違反が不注意によるものであっても、故意または犯罪に関係したものでなければ、匿名性・免責性が完全に守られます。匿名性・免責性が守られないのは、例えば機長の資格がないのに

表3・エラーの分類

エラーの分類

1. Random Error
2. Systematic Error
3. Sporadic Error

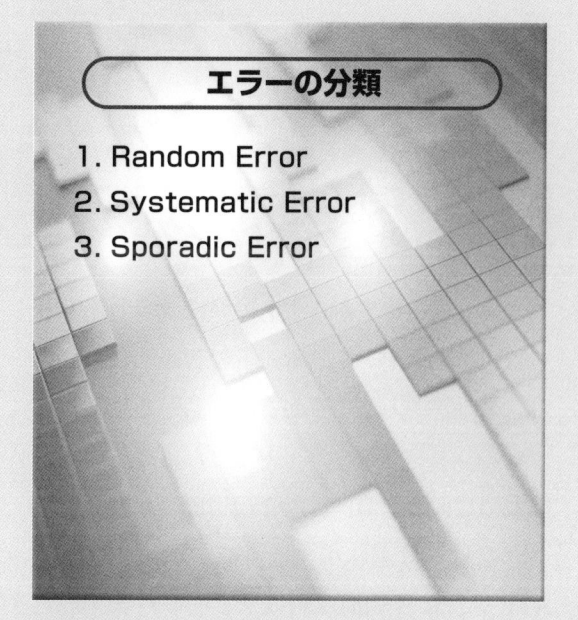

図1・SHELL model 1987 F.H.Hawkins

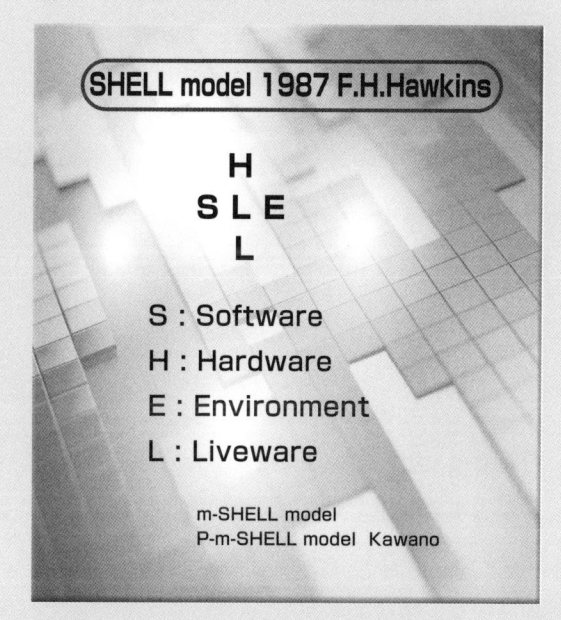

SHELL model 1987 F.H.Hawkins

```
    H
  S L E
    L
```

S : Software
H : Hardware
E : Environment
L : Liveware

m-SHELL model
P-m-SHELL model Kawano

航空機を操縦したなど、米国航空法に規定された能力違反、資格違反といった場合です。もう一つは、インシデントが起こってから10日以内に報告しないといけません。こうした三つの例外条件がありますが、いずれにしろ、匿名性と免責性がきちんと守られています。

アメリカでも昔は、事故あるいはインシデントの報告がきちんとされていませんでした。しかし、匿名性・免責性がきちんと守られるようになってから、アメリカでもこのシステムが円滑に働くようになったといわれています。事故調査は当事者の責任追求が目的ではなく、再発予防のためのものだという考え方が、非常にはっきりしています。

もう一つは、事故調査であっても、入手した内容を事故調査あるいはインシデントの調査以外の目的に利用してはならないということがはっきり決められています（ICAO 1976）。すなわち、懲戒主義ではなく、原因探求主義という立場をきちんと守っているということです。インシデント報告として、アメリカではすでに60万を超える事例が集積されていますが、その中で匿名性が漏れたことは1例もないそうです。

わが国でも医療において、インシデントリポートシステムができていますが、匿名性も自主性も免責性も、きちんと保障されているとはいえません。当事者責任が厳しく追及されますが、組織責任はあまり問われません。また、いろいろな事故の場合には当事者の処罰が中心になってしまい、組織エラーの追及がほとんどなされません。特に個人が対象と

なる訴訟では、こうしたことはある意味で当然なのかもしれませんが、組織の責任の追及をきちんとしないと事故の再発は防止できないと思います。

結局、事故調査の最終目的は、事故の再発防止とインシデントの増悪の防止です。これをきちんと考えないといけません。ただ事故を起こした当事者を捕まえて謝らせるとか、賠償させるということだけをやっていたのでは、医療事故は決して減りません。

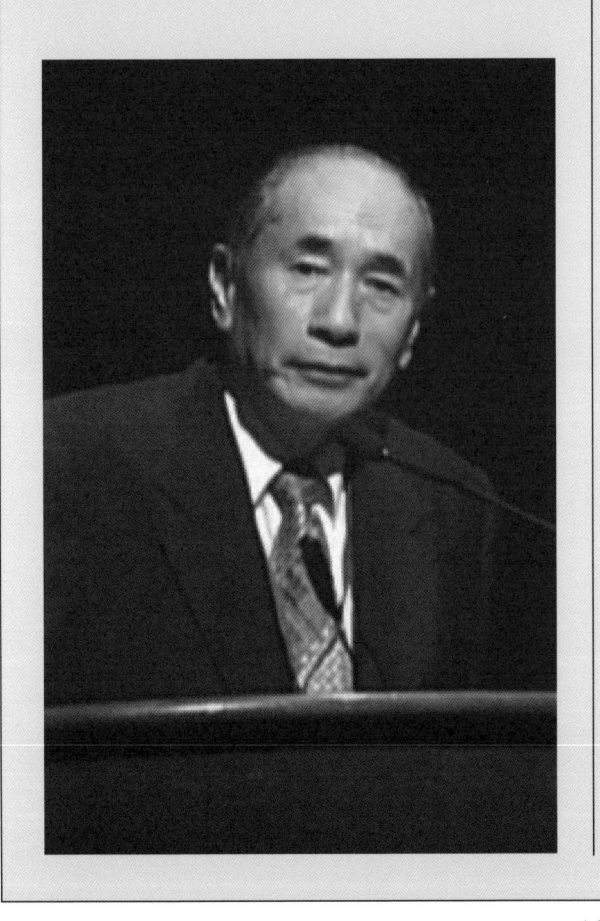

インシデントリポートは、直ちに第三者機関によりフィードバックすべき

先ほど古川先生からもあるいは会場の先生からも、インシデントリポートの功罪といいますか、効果があるかどうかという話がありましたが、インシデントリポートはただ集めるだけではだめなのですね。これを現場にフィードバックしなければ意味がないのです。アメリカのASRSでは、1週間以内にフィードバックしているといいます。"コールバック"や"ダイレクトライン"などの雑誌、ホームページなどで、きちんとフィードバックされています。厚生労働省は、すでに数万例以上のインシデントリポートを集めているといいますが、1回もフィードバックされたことはありません。こんなことを続けていても効果がないのは当たり前で、集めたものを分析して、やはりフィードバックをきちんとしなければなりません。

さらにいえば、第三者機関でなければ、きちんとした分析を行い、きちんとした情報の公開はできません。厚生労働省が集めても、厚生労働省は自分たちがいいと思うことだけしかフィードバックしてくれません。班研究で行っても、公開性がほとんどないわけです。そういう方法を続けている限り、インシデントリポートは効果がないという古川先生のお考えに私も賛成です。しかし、実際にこれをきちんと病院の中や

表4・第三者機関(事故調査委員会)の役割

第三者機関(事故調査委員会)の役割

●分析と評価
ステップ1：事例の整理と問題点の抽出
ステップ2：背後要因の抽出と対策案の提示
ステップ3：対策の実施と効果の評価

SHELL Modelの利用 (ステップ1,2)
Variation Tree Analysis (VAT)の活用 (ステップ3)

全国レベルでフィードバックすれば、必ず役に立ついい方法だと私は思っています。

事故の整理と問題点の抽出、背後要因の抽出と対策案の提示、そのうえで対策を実施してその効果を評価する、そこまでを第三者機関がきちんとやらなければ、意味がないわけです(**表4**)。ただ賠償を容易にするために組織をつくって、そこにお金をプールしておくというような方法だけでは何の役にも立たないと私は思っています。

第三者機関の役割の中で、特にステップ1とステップ2の二つにはSHELLモデルが非常に有効だと思っています。ステップ3のものについては、Variation Tree Analysis (VAT)という方法が有効でしょう。

個人の責任ではなくて組織、システムの欠陥までを是正するためには、原因をきちんと調べなければできません。「外部委員会の役割」として、やはり政府機関ではないほうがよいと思っています。第三者機関、中立的な機関をつくり、そこが医療事故に対していろいろ分析をして報告をするというような方法です。その際に、やはり事故とインシデントでは多少違うとは思いますが、匿名性や免責性をある程度保障しないと、やはり人間であり皆弱いわけですから、本当のことはなかなか出てきません。

先ほどのアメリカの航空機のインシデントリポートでは、情報を集めたらすぐその場で、その情報を提供した人の目の前で、その人の個人データを消去してしまうそうです。だからこそ、60万という事例が集まっているにも

かかわらず、また非常に迅速にフィードバックをしているにもかかわらず、匿名性が守られているのだろうと思います。日本のインシデントリポートシステムは、病院の中でもそうですが、誰がリポートしたかというのがすぐにわかってしまうわけですね。これもたいへんまずいことだと思っています。

Sporadic Errorには病院全体でのトレーニングが必要になる

Random ErrorとSystematic Errorに対しては、いろいろな対応の方法があります(**表5**)。

しかし、Sporadic Errorに対しては教育訓練を当事者だけに行ってもだめなのです。航空業界で行っているCRM (Cockpit Resource Management) は、航空機に乗っている全員が一緒にトレーニングを受けるもので、ひとりだけがトレーニングを受けるわけではありません。

病院であれば院長さん、副院長さん、部長さん、当事者、看護師さん、薬剤師さん、事務方さん、これらの人が、皆が一緒に教育を受けるといったシステムを医療でもやらないとだめだろうと思います。日本医師会は最近、当事者に対して、特にリピーターに対して再教育を行っ

表5・エラーの防止法

エラーの防止法

1. Random Error
   教育、訓練が有効。
2. Systematic Error
   教育、訓練も有効。
   ハードウェア、ソフトウェア、マネジメントなどの改善。
3. Sporadic Error
   教育、訓練は無効。
   Cockpit Resource Management(CRM)などが有効。

ています。しかし、当事者だけを再教育しても、効果は限られており、病院全体としてのトレーニングを取り入れるべきではないかと私は思います。

医業は零細企業。国家レベルでのトレーニングシステムを

ここで問題なのは、やはり医業というのは零細企業なのですね。どんなに大きい病院といっても、従業員全部合わせてもせいぜい1,500人くらいしかいないわけです。航空会社の何万人、鉄道の何万人という規模とは、まるで違います。人的にも経済的にも余裕がない中で教育をすること自体がたいへん難しいのです。教育のための費用も、今の診療報酬の中からではとても出せません。航空機のシミュレーターなどは、つくるのに何十億とかかるそうですが、そういうものを使ってきちんとした訓練をしているわけですね。

医療でも、例えば手術のシミュレーターをつくろうと思えば、できないことはないわけです。ただ、これに何億というお金をかけられないという現実があります。だからといって、ほっておいてよいわけではありません。医療の質を本当に考えるのであれば、例えば、国家的なレベルでこうしたトレーニングシステム、トレーニングの場をきちんとつくることこそ、必要ではないかと思っています。

訴訟とは、ご承知のように紛争解決の最終手段です。先ほどのお話にもありましたが、患者さんやご家族のもっとも強い希望は、「なぜこんなことが起こったのか知りたい」「二度とこのようなことを起こしてほしくない」という思いがいちばん強いと思います。したがって、訴訟を通じてこれらを明らかにする必要があるわけです。訴訟も、当事者の責任を追及するだけではなくて、事故の再発予防に役立つような訴訟をやっていただきたいというのが、私の弁護士さんに対するお願いです。ありがとうございました。

第1回 最強の医療戦略セミナー

2004年5月13日(木)　於：京王プラザホテル
主催：ジョンソン・エンド・ジョンソン株式会社
後援：変革をめざす病院の経営フォーラム

■ 座長・コメンテーター

長谷川敏彦（国立保健医療科学院政策科学部長）

田中信孝（国保旭中央病院副院長）

■ 演題/講師

選ばれる外科、選ばれる病院を目指して
小西敏郎（NTT東日本関東病院副院長）

米国病院経営と医師教育の最新動向
The Latest Trend on Hospital Management and Physicians Training in the US
ビアレック・ドナルド（ハーバード大学公衆衛生大学院）

医療連携と病院経営
武藤正樹（国立長野病院副院長）

第2回 最強の医療戦略セミナー

2004年9月9日(木)　於：東京ドームホテル
主催：ジョンソン・エンド・ジョンソン株式会社
後援：変革をめざす病院の経営フォーラム

第1部　DPC時代の病院経営

■司会

山口俊晴（癌研究会附属病院消化器外科部長）

■演題/講師

DPC導入の実際について
桜井勉（慶應義塾大学病院医療事務室課長）

医療における総合的質経営
飯田修平（公益法人練馬総合病院院長）

第1部　病院のリスク管理と安全性の向上

■司会

小西敏郎（NTT東日本関東病院副院長・外科部長）

■演題/講師

事故から学ぶ安全対策
河野龍太郎（東京電力（株）技術開発研究所主席研究員）

看護部主導の安全管理の実際
嶋森好子（京都大学医学部附属病院看護部長）

第2部　人事考課とモチベーションの向上

■司会

久保田哲朗（慶應義塾大学医学部外科助教授）

■演題/講師

360度からみる人事考課システムの開発とモチベーションの向上
鳶巣賢一（静岡県立静岡がんセンター院長）

総括発言

出月康夫（南千住病院名誉院長）

最強の医療戦略セミナー SERIES①

2006年3月1日　初版第1刷発行

[編　集]　変革をめざす病院の経営フォーラム
[発行者]　赤土正幸
[発行所]　株式会社インターメディカ
　　　　　〒102-0072　東京都千代田区飯田橋2-14-2
　　　　　TEL 03-3234-9559
　　　　　FAX 03-3239-3066
　　　　　URL http://www.intermedica.co.jp
[印　刷]　大平印刷株式会社

デザイン/DTP：藪ふく子

ISBN 4-89996-165-0　C3047
定価はカバーに表示してあります。